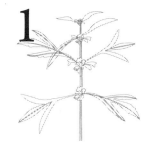

医门初窥

立足『守一、法阴阳、参变升降』的医理参悟

曹毅——著

中国中医药出版社

·北京·

图书在版编目（CIP）数据

医门初窥 .1，立足"守一、法阴阳、参变升降"的医理

参悟 / 曹毅著 .—北京：中国中医药出版社，2019.10

ISBN 978 – 7 – 5132 – 5587 – 5

Ⅰ . ①医⋯ Ⅱ . ①曹⋯ Ⅲ . ①中国医药学 Ⅳ . ① R2

中国版本图书馆 CIP 数据核字（2019）第 097601 号

中国中医药出版社出版

北京经济技术开发区科创十三街 31 号院二区 8 号楼

邮政编码　100176

传真　010-64405750

保定市中画美凯印刷有限公司印刷

各地新华书店经销

开本 880×1230　1/32　印张 10.75　字数 219 千字

2019 年 10 月第 1 版　2019 年 10 月第 1 次印刷

书号　ISBN 978 – 7 – 5132 – 5587 – 5

定价　49.00 元

网址　www.cptcm.com

社 长 热 线　010-64405720

购 书 热 线　010-89535836

维 权 打 假　010-64405753

微信服务号　zgzyycbs

微商城网址　https://kdt.im/LIdUGr

官方微博　http://e.weibo.com/cptcm

天猫旗舰店网址　https://zgzyycbs.tmall.com

如有印装质量问题请与本社出版部联系（010-64405510）

余自 1997 年始，以中下之资问学岐黄之术，二十载徒增年齿，于医一道，粗知皮毛，略窥门径，门墙之后，庭院深深深几许，吾不知也，是名《医门初窥》。

曹毅

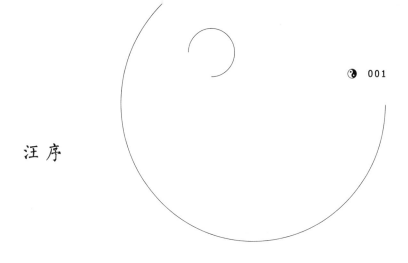

汪 序

　　曹毅兄是我大学时代及攻读研究生时的同窗，于中医一途，彼此再也了解不过了。在我的心目中，多年来幸遇的中医同侪里，曹毅无疑是其中最为出色者之一。记忆中，大学时代的曹毅兄在文学上颇有造诣，曾有不少散文与诗作发表在校内外刊物上，这些作品往往独树一帜，展现了他敏锐的目光与深刻洞悉一切的思想力。而他将这种敏锐目光与深刻思想力着力于中医药，是在当年我们即将离开母校成都中医药大学之际。曹毅在毕业前夕，读到本校一位中医耆老之名著，爱不释手，书中之论对其震撼颇大。记得某日，在大学宿舍，我二人促膝长谈，曹毅提到了他未来矢志岐黄之宏愿，面露坚毅之色。可以想见他在读到耆老名著那一刹那醍醐灌顶般的开悟！正是那一刻，注定未来必将出现一名优秀中医。时间证明，的确如此！

　　曹毅大学毕业之后，由于种种原因，并未到医院工作，而是在重庆市合川区做一名公务员，是别人眼中稳定而体面的职业。但是，或许他内心深处铭记着毕业之际的宏愿，故而始终未曾放弃中医。凡成就事业者，必先立志，这一点在他身上体现得尤为突出。那时的他虽身为公务员，却坚持不懈利用周末翻山越岭寻访明师，坚持数年之久。当年，在我听到曹毅这一段经历时，脑海中浮现出来的场景是：在无尽的山路之上，一名矢志不渝的求道者，在中医之路上披荆斩棘，渐行渐远。正是这种励志，这种刻骨铭心般的坚韧，方能成就一位得道之人。

为了在中医的道路上有所精进，后来的他毅然放弃了人人羡慕的岗位，放弃升迁机会，而报考了中医研究生，重拾岐黄之术。唯因官本位思想影响中国上千年，对于放弃可能晋升的仕途，而从事为人所忽视的中医行业，世俗之人往往不能理解。曹毅3年硕士研究生毕业之后回到家乡，到了合川区人民医院中医科从事临床工作，3年读研的结果，从行政部门跳到了医院中医科，想必其周遭之人更为咋舌，也只有读书明志之人，会对曹毅此举颔首微笑。古人所谓高洁之士，岂非如是乎？！

有愿行之加持，曹毅果然不负众望。回到合川之后，他坚持中医之路，不数年间，在重庆市合川区已是声名鹊起，成为合川区杰出的青年中医，求治于他的患者甚众。这样一来，他不仅在理论一途积淀丰厚，在临证一途亦日渐深入，积累了大量宝贵的临证经验与体悟。曹毅从来就是笔耕甚勤之人，又有着深厚的文学功底，因此在他10余年临证闲暇之余，妙笔生花，记录了他在中医之路上的点点滴滴，遂有此《医门初窥》一著。

是著将成，曹毅给我来电话，邀请我为其作序。我与曹毅本为同窗，且以我之年龄与资历，还没有到为别人大著作序的地步。但我转念：其一，曹兄深信于我，乃我之荣幸，同窗之情最为难得；其二，我是历来佩服曹兄眼光与思想之精辟独到的，大著玉成，我有幸为其作序，又是第二层难得！其三，曹兄人生经历，乃是中医同仁学习之榜样，我有必要借用此篇序文向大家分享曹兄坚毅之精神品格，若能激励中医学者之一二，善莫大焉，此乃第三层难得！念及以上三点，乃敢当仁不让，忝为此序。

余观曹毅《医门初窥》此编，叹此实为一部中医精良之作。虽分为两部，实则理法方药环环相扣，前后呼应，逻辑严密。《医门初窥1》以医理为主，从道一始生到阴阳不二，到物成于三，到五行升降出入，乃一脉贯穿，是宗中国传统文化之"气一元论"，本先秦道家"道生一，一生二，二生三"之经典宇宙模式。《医门初窥2》则是医案、医话，记录了他大量的临证实践经验及体悟，对读者来说，一定会收获颇丰。书虽名"初窥"，实为谦虚之辞，内容精深，已得医门三昧。他山之石，可以攻玉，曹兄方届不惑之年，但其赤诚之心、坚毅之志、深入之学，值得我辈同仁认真研究！

笔者故土本为四川峨眉，后蓉城求学、宁远行医，现在滇池之滨从事医、教工作，专业乃研究历代名医古籍文献、学术思想与临证经验，因此对历代中医名家有大致了解。吾现所居云南，晚清民国有名医彭子益，大理鹤庆人氏，著有《圆运动的古中医学》，近年来为学界所珍视，近代云南学者方树梅赞誉彭子益"为滇医界放大光明者"。余观曹毅兄此著，与彭子益之著有异曲同工之妙，可以参差比拟，故余认为曹毅《医门初窥》一著或可为重庆医界绽放光华者也！

云南中医药大学　汪剑

2019 年 3 月 16 日凌晨于昆明

汪剑，男，生于 1979 年 4 月，四川峨眉人。博士，毕业于成都中医药大学，中国中医科学院出站博士后。现为云南中医药大学副教授，硕士生导师。

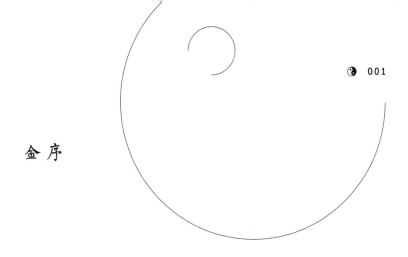

金序

　　曹毅者，重庆合川人。1997 年进入成都中医药大学学习，3 年学毕而归，出任公职，但初心不改，公务之余，悬壶乡里，屡屡应手，求治者众。然曹毅从未翘首自得，常常感叹中医学问之博大，道理之精深，自觉学术不精，毅然辞去公职，考取成都中医药大学温病学专业硕士研究生。曹毅在读期间，废寝忘食，习经读典，细读《内》《难》《伤寒》、历代名家医著。后于 2008 年获得温病学专业硕士学位。学成后，如璞成玉，入职合川区人民医院中医科，专心业医，临证时谨守中医之正理，无论外感、内伤大都应手而豁，少顷则声名鹊起。

　　该书立足于中医整体恒动、知常达变、辨证论治等基本原理与方法，通过作者细致入微的思考，将这些中医理念有机贯通在一起。中医学以"阴阳"学说为出发点，而阴阳未判之前是混沌无边的元气，所谓"道一始生"，一元之中化现阴阳，阴阳不是对元气的割裂，而是对元气不同状态的描述。阴阳进一步细化，其升降运动构成了五方定位，衍化出五行五脏。元气如同汪洋大海，时而波澜不惊，时而汹涌澎湃，每一朵浪花都各具特色，又莫不是海水的显现。阴阳五行复杂的运动轨迹，构成了精细微妙的人体；阴阳五行的同根同源性，维持了人体脏腑间平衡协调。如同每一滴海水的紧密相依，人体也是牵一发而动全身，这正是中医整体恒动观念。整体和谐、恒动有序为常，妄动则为变为病，中医的原理是知常达变，中医的目标是恢复和谐有序的常态。任何疾病都处在整体间相互作用的关系网中，中医不会仅仅关注某一局部症状，而是辨识关系网中关键矛盾所在，也即是"辨证"，在此基础上寻找治疗方案。珠网重重，一线贯通，守"一"为治，各得其宜。道是技艺的原理与指导，道又赖具体技艺以体现，作者以自身经验为大家示范了辨证论治。从寒温的角度看，伤寒学派和温病学派在历史上有分歧，但若能客观看待患者脉症，则无非寒者辛温，热者凉解，传变者"知犯何逆，随证治之"。治法虽是前贤提供的，但事实上终究是患者的需求。从气化升降的角度看，肝木升发不遂者宜疏通，上焦阳气不足者当补中焦以升提，金水不得收藏者须助阴以降敛。辨证论治并无固定套路，唯有知常达变，反变为常，解决当下主要矛盾，恢复整体的和谐运转。作者书中病案有可赏鉴之处，尤为难得的是将自己治疗无效的病案如实记载，并反思失当处，能将真实情况呈现在读者面前，目的是让读者真实获益，非是著书求名利者所能比拟。

古今医书虽多，然古书难读，今人书难信，此书或有裨益于世，故乐为之序。

金钊

乙亥初春于浣花溪旁

金钊，男，1978年7月生，四川平武人。中医学博士，成都中医药大学基础医学院医史各家学说教研室副教授。

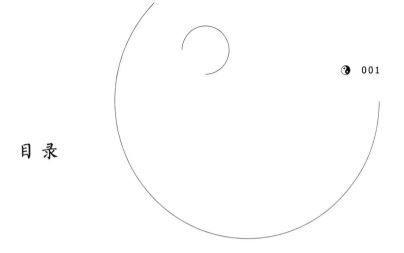

目 录

道一始生：不该忘却的『一』

有物混成，先天地生。寂兮寥兮，独立不改，周行而不殆，可以为天下母。吾不知其名，强字之曰"道"，强为之名曰"大"。大曰逝，逝曰远，远曰反。故道大，天大，地大，人亦大。域中有四大，而人居其一焉。人法地，地法天，天法道，道法自然。

——《道德经》第二十五章

一、从零开始

"道生一，一生二，二生三，三生万物。"出自《道德经》第四十二章，被认为是对天地肇始、万物创生的概括。从无到有，从简单到复杂，从混沌到有序，"道"是本源及始动力，同时，"道"是难以把握的，《道德经》用了很多词来形容其缥缈无定。"道之为物，惟恍惟惚""其上不皦，其下不昧""窈兮冥兮""视而不见""听之不闻"等，但"道"不是一无所有，相反，它包含一切可能。"惚兮恍兮，其中有象；恍兮惚兮，其中有物。窈兮冥兮，其中有精；其精甚真，其中有信。""象""精""信"就是"道"所蕴含的万物生成的要素。在数学上，"一"之前是"零"，有一篇文章这样描写"零"："零并不是虚无，它等于所有的负数加所有的正数，这实际上就是包罗万象。当你掌握了它，你就会面对一个两方等重的天平，这时哪怕你只吹一口气也足以随心所欲地操纵一切。物质与能量、时间与空间都存在于你的转念之间，多么壮观，多么美妙……"[1]

正如坐标系中的原点，它是整个二维或三维坐标的基准，并包含一切后续推演的法则。中医学是以天地自然为背景，研究人体生、长、壮、老、已的一门学科，溯其原点，当从创生之"道"始。

---

[1] 何宏伟.盘古.科幻世界，1996（6）：10.

二、通天下一气

《庄子·知北游》："人之生，气之聚也；聚则为生，散则为死。若死生为徒，吾又何患！故万物一也，是其所美者为神奇，其所恶者为臭腐；臭腐复化为神奇，神奇复化为臭腐。故曰：通天下一气耳。圣人故贵一。"

"道生一"是"道"的第一个变化，"道"难以把握，"一"则不同。学者路永照认为："'一'是'道'的气化，是'无'到'有'的具象存在……'一'已具备了动而生阳、静而生阴的进一步发展变化的条件。"[1] 故《太平经》云："一者，数之始也；一者，生之道也；一者，元气所起也。"唐容川《医易通说·太极》："中国数起于一。"可以认为，"一"是具象化的"道"，"道"在"一"的层面因而具备可操作性。古代炼养家就对"一"极其重视，总结了不少"守一"的具体法门。如《抱朴子内篇》："子欲长生，守一当明。"然而在创生方面，更应该重视的是，"一"元气包举天地、贯彻万物的特性。《元气论》："元气本一，化生有万，万须得一，乃遂生成……一含五气，是为同包；一化万物，是谓异类也。既分而为三为万，然不可暂离一气。"《太平经》："元气乃包裹天地八方，万物莫不受其气而生。"路永照认为："元气未分是包容各种特性未

[1] 路永照. 道教气论学说研究. 成都：巴蜀书社，2015.

展开的，五行分立，元气则存在于五气之中。元气尽管是单一之气，但内涵包容着阴阳、五行等信息。也就是单一不等于是空白死寂的，它里面包容的各方面变动趋势可以是无限的，这些趋势会在相应环境中根据需要生化为现实。"可见，"一"之后的阴阳、五行乃至万物，虽各具特性，但本质唯一，均由一元气化生，或者说，都是一元气在不同时段和部位的不同表现形态。

东郭子问于庄子曰："所谓道，恶乎在？"庄子曰："无所不在。"

三、中医学的"一"

从内容上看，中医学详于"阴阳"，略于"一"，这大概是因为从实践操作性看，中医学的理、法、方、药至少要具体到"阴阳"的层面，才能得到落实，所谓"察色按脉，先别阴阳"，这就无形中让"一"多少受到冷落，但实际上，"一"作为"二"之始生，"阴阳"之母体，远比我们看到的重要，相应地，若不在"守一"的前提下研求医理，常有难以自治之处。试以《内经》中两段经文做初步探讨。

"阴阳者，数之可十，推之可百；数之可千，推之可万；万之大，不可胜数，然其要一也。"（《素问·阴阳离合论》）

阴阳不可胜数，而其要在"一"，可见"一"的着墨虽不如

"阴阳"多，其重要性却不在阴阳之下，关键在如何理解它。

比较有代表性的释义有以下几种：

王冰从离合论："一，谓离合也，虽不可胜数，然其妙以离合推步悉可知之。"

吴崑："言阴阳之道始于一，推之则十百千万不可胜数，然其要则本于一阴一阳也。"

张景岳以"理"论："谓阴阳之道合则一，散之则十百千万，亦无非阴阳之变化。然变化虽多，其要则一，一即理而已。"

龙伯坚则整合了王吴二人的观点："阴阳是变化无穷的，由一可数到十……由万可以推大到不可胜数，然而只是由一阴一阳变化离合而来的。"

综上，王冰所论，"一"即离合，是阴阳推步的原理和机制，然而，是什么离合？怎样离合？离合的始动力是什么？语焉不详。吴崑所论，前半段认为"阴阳之道始于一"，后面又归结为"一阴一阳"，则阴阳既始于"一"，其要则却本于"一阴一阳"，而"一阴一阳"显然属于"一"之后"二"的层面，可见意义含混。张景岳认为"一即理"则受宋明理学影响明显，认为"理"是万物起源。

上述阐释都肯定了"一"的重要性。然而，所将"一"诠为"离合""一阴一阳"及"阴阳变化之理"仍令人觉得有不乏空泛之嫌。[1] 笔者认为，造成这种缺憾的共同根源在于，当把"一生二"

---

[1] 李和平.关于然其要也一之"一"的诠释.内蒙古中医药，2011，30（22）：111.

理解为"一分为二"时，不知不觉抛弃了"通天下一气"的思想，没有做到"守一"，以至于讨论阴阳时，再也没有回到"一"的角度看"二"，因此才有王冰的"离合"之论；才有张景岳"合则一"的说法——"合"的前提是"分"；才有吴氏"始于一"，却归于"二"的含混。

笔者认为，此处的"一"是"道生一，一生二"的"一"，是"洪蒙未判，一气混元"的一元气，只有认识到"通天下一气""万物受其气而生"，才能比较圆满地解释上述疑惑。所谓"离合"，是形容一元气盈缩消长，因而有阴阳"二"极变化，"不可胜数"是指一元气盈缩消长可因条件设置不同而准确量化和无限细化，故"阴阳不可胜数"的原理是"一"在"阴阳"方向上的无穷变化。再回头看，若离合推步论成立，那也只能是在"守一"的前提下，而不是直接跨步到"二"。但显然，中医学在一定程度上忽略了一元气的重要性，注意力更多地集中在阴阳上，如我们耳熟能详的阴阳交感、互根互用、对立制约、消长平衡、阴阳转换等，如此种种，很大程度是把"阴阳"从其前因后果的整体性中孤立出来，进行哲理讨论的结果，如果把它作为中医学的基本概念——而不是哲学概念，放到"一生二，二生三，三生万物"的整体中，站在一元气的角度，从源头本质上进行梳理，则很多观点当重新审视。

《内经》另一处提到"一"的经文在《素问·玉版论要》："黄帝问曰：余闻揆度奇恒，所指不同，用之奈何？岐伯对曰：揆度者，度病之深浅也。奇恒者，言奇病也。请言道之至数。五色脉变，揆度奇恒，道在于一。神转不回，回则不转，乃失其机。"

恽铁樵认为："《内经》的学术思想，极其博大精深，但它有一个总的提纲。如《素问·玉版论要》'揆度奇恒，道在于一，神转不回，回则不转，乃失其机'为《内经》全书的关键，倘于此处不能了了，即全书不能了了……"但是对"一"的理解各有不同，马莳曰："一者，何也？以人之有神也。"高世栻也持此说："一者，神也。"恽铁樵则云："一者何？天也。使吾身脏腑之气，与天地运行之气，合而为一也，能一者不病。"

笔者认为，结合《道德经》"万物得一以生"的主张看，万物因"一"而"生"，则万物之"病"也不应他求，乃至揆度奇恒，量病浅深，皆当从"一"求之。《老子达解》："一者，'道'之数。'得一'犹言得道也。"而《素问·玉版论要》这段原文恰有类似的话："请言道之至数……道在于一。"则"一"就是"道生一"之"一"，一元气是也。

四、生生之意

历来注家的研究重点都集中在"道""一""二""三"上面，相较之下，唯一剩下的"生"，看起来似乎只是一个普通连词，因而多被忽略，但笔者认为，不可对这个"生"字视若无睹，它在理解相关文化精神的过程中具有重要意义，甚至直接影响到作为医者的医学理念构建。试述如下：

生，《说文》："进也，象艸木生出土上。"从这里我们可以得以下几点信息：

（一）"生"，不是"分"

"一生二"不能等同"一分为二"。

"一分为二"指事物作为矛盾的统一体，包含着相互矛盾对立的两个方面，通常指全面看待人或事物，看到积极方面，也看到消极方面。作为哲学观点，"一分为二"是科学的，辩证的，但它只是方法论，且侧重在察异，用以说明道一始生的创生历程并不适合，乃至于用以注解甚至替代中医学上的某些概念，则流弊颇多。

从《说文》看，"生"重在"进"，意为在原有基础上进一步变化。陈鼓应先生很考究地用了"落实"一词来表达这一意思，他说："'道'是一层层向下落实，而创生万物。'道'创生万物以后，还要使万物得到培育，使万物得到覆养。从这里看来，'道'不仅它生万物就完事了，它还要附于万物，以畜养它们、培育它们。"[1]好比文件精神，从上到下，从总体原则到具体措施，从文字传达到行动部署，一步步贯彻执行，一步步落到实处。这与老子

---

[1]陈鼓应.老子注译及评介.北京：中华书局，2015.

"万物得一以生"、庄子"通天下一气"一致，却与"一分为二"所表达的意思不同，但大多注解都执着于"分"，如杨上善："道从道生一，谓之朴也。一分为二，谓天地也。"张景岳："道者，阴阳之理也；阴阳者，一分为二也。"当然，"分"本身也有很多解释，如果作"分割""分离""分裂"讲，则与"得一以生"相去便远；如果当作"区分"讲，则又易陷入相对主义的误区，甚至诡辩论、循环论的泥潭，用于阐释一门应用学科的基本概念是不适合的，相关讨论详见《阴阳不二：不应分裂的"二"》。

（二）"生"，象草木出土

从表现看，草木破土而出，从埋在土下的种子到地面上的嫩芽，所以，"生"指从隐性到显性的变化。"道生一，一生二，二生三，三生万物"，是一个从隐性到显性、从混沌到有序的过程，不断地细化、具象化。"道"只能意会，而"一"就具可操作性了，到"阴阳"就有天地、气质、高下、清浊、寒热、水火等更详细的表述，渐至五行制化、升降出入等，越到后面，表现越纷繁，也越具象，但"大道至简"，所有这一切无不以"道"为根源，无不是一元气的盈缩消长，故"道"是地下的根本，其他是地面的枝叶。

（三）"生"，指生生之意

从文字表达上看，"道生一，一生二，二生三，三生万物"，几经变化，但一个"生"字却始终不改，贯穿全句，把"道"与天地万物连接起来，透过它的表述形式应该看到，"生生之意"贯彻天地始生，乃至万物繁盛的整个过程，"道""一""二""三"必是含藏无穷生命信息的生生之气，唯其如此才具备化生万物之功。《易经·系辞》："生生之谓易。"又云："天地之大德曰生。"中国哲学是生命哲学，中华医道是生生之道，中华医学则是体现生生之道的生命科学。[1]《汉书·艺文志》云："方技者，皆生生之具。"国医大师陆广莘认为中医学的学术思想可总结为："究天人之际，通健病之变，循生生之道，凭生生之具，培生生之气，谋天人合德，收生生之效。"[2]

理解这"生生之意"，在一定程度上决定了我们对待万物的态度、视角和思维方式，包括怎样理解之后要讨论的阴阳、五行、正邪观等，具体到医疗活动中，则影响我们对疾病的认识、立法处方的出发点和落脚处。

"健康所系，生命相托"，所有医学都是以却病愈疾、提高生命质量、避免过早死亡为目的，也就是研究"生"的科学，但宗旨虽

---

[1] 张其成.中医哲学基础.北京：中国中医药出版社，2004.

[2] 陆广莘.中医学之道.北京：人民卫生出版社，2014.

同，基本理念和具体方法却各有差异。

临证实践中，我几乎每天都能听到病人为引起医生的重视而说这样的话："医生，我病了很久，病很重，你一定要用猛药，药下轻了奈何不了我这病。"在病人眼中，人体和疾病是你死我活的敌对关系，但作为医者，特别是作为一名中医，我不会把血肉之躯用作两兵交战的战场，中医虽讲用药如用兵，但追求的是不战而屈人之兵的境界，即使针锋相对，也当"衰其大半而止"。《素问·五常政大论》："大毒治病，十去其六；常毒治病，十去其七；小毒治病，十去其八；无毒治病，十去其九；谷肉果菜，食养尽之。无使过之，伤其正也。"值得思考的是，无毒治病，为何还留一分？笔者认为，这是告诉我们不可越俎代庖的道理。药能愈病，非药能胜病，而是药能治人，人治则病愈，中医学秉执的是以人为本、治人以治病的理念。何以为人之本？生生之气也，这是中医学理、法、方、药的立足根本，研究重点。中医治病，可以药物、针灸、推拿等方法激发、引导、协调机体的生生之气，但是不可代替机体，也不可能代替机体，所以中医治病常以"因势利导""四两拨千斤"等形容。譬如庖丁解牛"彼节者有间，而刀刃者无厚，以无厚入有间，恢恢乎其于游刃必有余地矣"，技可进乎道，艺可通乎神，乃用之以巧，决非角力。就算对有形邪实，也不见得必除之而后快。读研期间，教授《金匮要略》的老师曾给我们布置了一道课外题，写一写"病痰饮者，当以温药和之"的体会。不少注解都把重心放在"温药"两字上，笔者却认为"和"字更值得玩味。对痰饮，仲景不说"攻之""利之""祛之"，而曰"和"之，可见赶尽杀绝非我所取，所谓痰饮，不外气化不利而致津液不循常道，怎样让其回归正途，逐渐吸收，以生生之气消弥于无形，才是高明的治法，而不是见水利水，见痰攻痰。和者，和解也，媾和也，"和实生物"，而硬碰硬的结果则是"族庖月更刀，折也"，通俗的说法就是：伤敌一千，自伤八百。有了这样的认识，进一步思考，在天人合一的整体观下，是否还很有必要纠结于正邪相争，势不两立？或者反过来说，如果执着于正邪必分，势同水火，则又如何体现天人合一的整体性，凭什么践行天人合一的整体观？

五、象思维下的正邪分争

　　正邪相争是中医学特有的病理名称，指正气与邪气相争持，是疾病从发生、发展到结束的病理过程中最基本的、最具有普遍意义的规律，概言之，一切疾病都是正邪相争的反映。

　　要理解正邪相争，先要明确何谓正邪。中医学中，正气不仅是指人体抗邪的能力，更是指机体为保持生命活动的稳定与有序而具备的维护及修复能力，即一以贯之的"生生之意"。

　　邪是相对于正而言，祝味菊云："言邪者，以其能伤正也。"此处不得不提到一些民国时期的中医学家在这个问题上的看法，他们在特殊的时代背景和学术环境下，对传统中医学的一些基本概念进行了深入的乃至颠覆性的思考，其中就包括中医学的正邪观，尤其是对邪气的再认识，虽然以西证中的做法未必恰当，但其视角和理念却是前所未有的鲜明和独特。

陆渊雷论风寒邪气："风与寒皆为六淫之一，古人以为外感病之病原，考其实际，风乃空气流动之现象，寒乃人体之感觉，初非真有一种物质名风名寒者，入而客于人体也，所以名为中风、名为伤寒，亦自有故，《内经》之法，以寒属冬，以风属春，春主舒散，冬主敛藏，此固征诸外界事物而可信者也，热病之无汗者，肌腠收缩，有似乎冬之敛藏，且大多数发于冬日，故名之为伤寒。其有汗者，肌腠疏缓，有似乎春之舒散，且大多数发于冬日，故名之为中风。"祝味菊持相似观点，他在《伤寒质难》中说："风寒为气令之变化，可以刺激人体为病，而不能留驻于人体。风也，寒也，名虽有而实无也。夫空气流动，即成为风，低温气候，即是为寒……其病也，仍是人体寻求调整之道，非实有风寒稽留于表也。"既然风寒本无物，那么祛风散寒就徒有其表，则解表法的本质，祝氏云："解表者，解除其风寒诱起之反应，调整其本身营卫之不和，非有风可祛，有寒可逐也。"

"寒温皆非致病之原""所谓伤寒，所谓温热，都是一种想象之邪"，这里颇有"名实"之辩的意味，以是观之，中医基础理论里，"寒主收引""风主动，游走不定""火曰炎上"等，皆是名而非实，是风寒火等邪气的致病特征或病证表现，不是其本质，陆、祝二人之论，透过表象，直指其实，这种思维方式是值得重视的，结论是发人深省的。

　　传统中医学认识病邪的主要手段是审证求因，通过病证表现逆推病因。《伤寒溯源集》："外邪之感，受本难知，因发知受，发则可辨。"也就是说，确立邪气性质，主要基于以下几点：一是参考发病过程，结合时令、地域、饮食起居等判断易感邪气的性质；二是根据病证表现取象比类，如病证表现游走不定，其如风状，而名伤风；三是从治效规律反证，祝味菊云："邪机之推测，乃从药效反溯而得之。""邪病之用温药而愈者，遂名之曰寒邪；邪病之用凉药而愈者，遂名之曰温邪。"以陆、祝两位医家的观点来看，此名伤风，非真有风邪，无非是机体反应与风气在某些特性上类同，六淫外邪尚且不复实存，内生之邪则更非外来异物，乃是机体在不良刺激下的病理产物，痰瘀湿积不外是气血津液盈虚通滞的异象，本质上是正气之变，唯疫疠有所不同，《温疫论·原序》说："夫瘟疫之为病，非风、非寒、非暑、非湿，乃天地间别有一种异气所感。"属于祝味菊"有机之邪"类，即"有活力、能蕃殖、能泌毒"。但限于科技手段，直接针对病原的特效治疗虽也曾探索过，却不是中医学术理论和临证治疗的主流，中医学仍是按机体反应、病证表现进行辨证论治，这是中医学治病的原理和主体。祝味菊言论看似"离经叛道"，其核心却是纯正的中医思想，"病原繁多，本体唯一"，他主张的"本体疗法"，以"自然疗能"之强弱"五段论伤寒"，就是紧扣"生生之气"，与中华传统生命哲学所秉持的生生之道一脉相承，"医学之为用，不过辅助正气调节病变而已，顺正气者生，逆正气者死，此自古治疗之大法也。吾国医学于治疗上所以能奏伟大之功效者，亦即古圣教人崇正气之故耳。"是祝氏对中华医学的精辟概括。

综上所述，人体正气，也就是"生生之气"才是中医学识病治病之根本，这就让我们不得不思考，正邪相争这种提法的合理性，如果不从正邪分争看，那又该如何认识疾病的发生发展过程？

"古者包牺氏之王天下也，仰则观象于天，俯则观法于地，观鸟兽之文与地之宜，近取诸身，远取诸物，于是始作八卦，以通神明之德，以类万物之情。"观象取法于天地，合于人事万物之用，是上古远祖认识世界的方式，值得重视的是"观"的奥妙。王树人先生认为：古人此处的"观"，是象思维下的"观"，这种"观"乃是整体的"内观"，不像概念思维意义上站在天地之外，把天地对象化之观。这种"观"的结果就是，天、地、人一体相协相通，"天人合一"的"整体性"不分主客，主体与客体一体相通。[1]

在象思维天人合一、主客浑然的整体观下重新审视所谓的正邪，以六气为例，《伤寒质难》"所谓六气者，不外气候之变化而已"的主张未免失之粗疏，且看鬼臾区之论："寒暑燥湿风火，天之阴阳也，三阴三阳上奉之；木火土金水火，地之阴阳也，生长化

---

[1] 王树人.回归原创之思－"象思维"视野下的中国智慧.南京：江苏人民出版社，2012.

收藏下应之……夫变化之为用也……在天为风，在地为木；在天为
热，在地为火；在天为湿，在地为土；在天为燥，在地为金；在
天为寒，在地为水。故在天为气，在地成形，形气相感而化生万
物矣。"《素问·阴阳应象大论》进一步论述了天、地、人、脏腑、
形体、官窍的整体性："……在天为风，在地为木，在体为筋，在
脏为肝……在天为湿，在地为土，在体为肉，在脏为脾……"六
淫乃六气之变，天有风寒暑湿燥火，人有木火土金水，六气感而
化物是为常态，六淫感物则异化为病，其中关键词是"感"。卓廉
士先生特别指出，此处"感"不是感染，而是感而受之，感而应
之。[1] 中医病理，当以感应立说，同气相求，内外相引，在中医学
中比比皆是。如《素问·咳论》云："与天地相参，故五脏各以治
时……乘秋则肺先受邪，乘春则肝先受之，乘夏则心先受之，乘至
阴则脾先受之，乘冬则肾先受之。"再如论脉："春日浮，如鱼之游
在波；夏日在肤，泛泛乎万物有余；秋日下肤，蛰虫将去；冬日在
骨，蛰虫周密，君子居室。"感应之论，其来有自，《易经·乾》：
"同声相应，同气相求，水流湿，火就燥……本乎天者亲上，本乎
地者亲下，各从其类也。"《易·咸》："柔上而刚下，二气感应以相
与。"宋代张载在探索感应原理的时候，特别强调了"一"的重要
性："以万物本一，故一能合异，以其能合异，故谓之感……阴阳
也，二端，故有感；本一，故能合。天地生万物，所受虽不同，皆

---

[1] 卓廉士. 中医感应、术数理论钩沉. 北京：人民卫生出版社，2015.

无须臾之不感。"（《正蒙·乾称》）可见，感染之于感应，一字之差，天壤之别，若持前者，则必落入邪正斗争之论，而正邪斗争的说法，卓廉士认为："显然是受到20世纪50～60年代所倡的斗争哲学的影响，并非传统中医固有的认识论，且大有舶来之嫌。"笔者深以为然。在学习过程中，笔者发现这种与传统生命哲学相牴牾的斗争哲学，深刻地影响着学者对中医学基本理论的理解，如对阴阳学说的认识。但正邪相争这一说法沿袭已久，可以作为一种说理方式，比如说"阳邪从阳，必伤卫气""风为阳邪，易袭阳位"等，只是在对待正邪的态度上，应该看到在讲求"生生之道"的哲学中、天人合一的整体观下，正邪之间不是生死胜负的关系，正邪分争是感应招引的过程，同时也是生生之气对生命活动稳定性的维护与修复。

阴阳不二：不应分裂的『二』

一、本是同根生

　　"不二"是佛学术语，意思是无彼此之别。《佛学大辞典》："一实之理，如如平等，而无彼此之别，谓之不二。"本篇所论"阴阳不二"，指阴阳源于一元生气，"一生二"是也，本质上是"通天下一气"的生生之气的两极表现，同一性是阴阳的根本要义。但从后世的论述看，论阴阳相对性者多，论阴阳"根一""守一"者少。笔者认为，"一生二"，是"一"在运动变化中表现出两极相反的性质，是"一"的进一步具象，而不是分化成两个对立统一的矛盾体，正如"一"是具象化的、具有可操作性的"道"，这个过程陈鼓应先生形容为"层层落实"。

　　《张子正蒙注》："一乃是太极，阴阳只是一气。"朱子曰："阴气流行则为阳，阳气凝聚则为阴，阴阳相成相持为一体，非真有阴阳两种物质相分割、相对立而存在。"阴阳虽表现为两极相反的"二"，本质仍"一"，故本篇名"阴阳不二"。

二、医学阴阳与哲学阴阳

　　中医学作为一门实践性极强的应用科学，如果缺乏实体属性作为客观坐标，难免出现理法圆通无碍，而临证无从下手的窘况。阴阳是中医学的基本概念，有其自身固有的医学内涵，不能完全用哲学上的概念作注，甚至取代。哲学上的阴阳论，是一种方法论，它可以指导我们科学辩证地认识世界，但中医学术上的阴阳观，除了哲学上的抽象意义外，还应具备自身固有的医学实体属性。

对事物的相对性的阐述，是《道德经》的重要内容，老子为此不惜笔墨。"天下皆知美之为美，斯恶已；皆知善之为善，斯不善已。有无相生，难易相成，长短相形，高下相盈，音声相和，前后相随。"这显然是一种抽象的认识论。但同时，老子也认为"道"不是虚无的，"有物混成，先天地生""其中有象""其中有物"，陈鼓应先生认为"道"既有规律性的"道"，即表现为某种规律，如上述的对立转化规律，也有实存意义的"道"，尤其是在阐述创生万物的历程时。[1] 循此思路，既然作为万物之源的"道"具有实体的一面，那么由此化生的"一""二""三"就都应具备实体属性，而且就认识事物的过程来看，肯定是认识实体在先，而后才抽象出哲学意义。

就对中医学而言，则须把阴阳的概念落实到人体中，即中医学的研究对象上去，从而具有固定的医学属性，成为医学阴阳，而不是仅仅把阴阳看作一个对立范畴的哲学概念。但遗憾的是，主流观

[1] 陈鼓应.老子注译及评介.北京：中华书局，2015.

点中，阴阳作为医学概念的成分太少，哲学痕迹太重。如《新编简明中医辞典》对阴阳的解释，第一句话就是：古代哲学思想。[1]《中医基础理论》下的定义是："阴阳是中国古代哲学的一对重要范畴，阴阳学说是中国古代朴素的对立统一理论，是用以认识世界和解释世界的一种世界观和方法论。"[2]《内经讲义》则认为："阴阳五行学说是用以认识宇宙、解释宇宙界一切变化的一种认识论，是我国古代朴素的唯物辩证法思想，属于古代的哲学范畴。"[3] 无一例外地落脚在"哲学范畴"上，而对中医学上特有的实体属性一字未提。假如有一场发生在医学和哲学间的对决，那么医学阴阳毫无疑问地落在下风。当然，这样的对决实际上不曾有过，因为医学阴阳早就让位于哲学阴阳，所谓的阴阳对立制约、消长平衡、互根互用、相互转化等，实际上都是把哲学概念嫁接到中医学术上。还是那句话，哲学指导我们用普遍联系的观点、运动的观点、辩证的观点、一分为二的观点，全面地认识、分析事物，其科学性勿庸置疑，但是，中医学上的阴阳首先应该是医学意义上的，否则就是一堆哲学符号，换个方式谈哲学而已。

[1] 严世芸，李其忠. 新编简明中医辞典. 北京：人民卫生出版社，2012.

[2] 吴敦序. 中医基础理论. 上海：上海科技出版社，1996.

[3] 程士德. 内经讲义. 上海：上海科学技术出版社，2000.

三、医学阴阳的实用原则

　　笔者认为，探讨中医学的阴阳本义，要从实用出发，避免空谈。阴阳作为中医学基本概念，一定要在临证实践中，对辨证、立法、处方、用药各个环节具有实质性的指导意义，要做到这点，只有把阴阳的实体属性确定下来，才能箭不虚发，如果只是把它作为一对抽象的哲学概念，承袭某些蹈虚踏空的理论，只能成为纸上谈兵。比如，阴阳可以说明人体组织结构，外为阳，内为阴，脏为阴，腑为阳；可以说明人体生理功能，阳主升，阴主降，阳主出，阴主入；可以用于疾病诊断，色黄赤属阳，青白属阴……如此种种，理论上看似无可挑剔，对立法用药却助益无多，在没有把阴阳固有的实体属性确定下来之前，这些论述都滑向空泛的相对主义。类似论述，散见各处，如对"表里"的定义，《中医诊断学》曰："表里是一个相对概念。如躯壳和脏腑相对言，躯壳为表，脏腑为里；脏与腑相对而言，脏属表，腑属里。"[1]经方大师胡希恕则认为："表就是人的躯壳，由皮肤、肌肉、筋骨等所组成，是人体最外在、体表的表，病邪反映在这个部位，就叫做表证。"[2]"表里是

[1] 邓铁涛. 中医诊断学. 上海：上海科学技术出版社，1984.

[2] 胡希恕. 胡希恕伤寒论讲座. 北京：学苑出版社，2008.

固定的病位反应。"[1]两者对比可知，前者是一种相对概念，理论上可自圆其说，但对临证并无多大实质性指导；后者从实体属性论，病位一目了然，则何方何药入表，又作用于表的哪个层面，就有了梗概，而不致茫无定见。实际上，在手底见真章的临证实践中，无处生根的哲学意象会不自觉地、自然而然地被抛弃！譬如"其在表者，汗而发之"，必然是指体表肌肤腠理，而不是与脏相对而言也可称表的腑；我们说里证的治法，是针对脏腑而言，不会把与皮毛肌肤相对为里的肌肉筋骨都算进去，而脏腑之中，"形不足者，温之以气；精不足者，补之以味"多言治脏，相对为表的腑，以通为用，则遵"其下者，引而竭之；中满者，泻之于内"，却和解表法无关。这些治则的确立，都取决于脏腑、形体、官窍各自的生理特性，是具体而实在的，是固定不变的，不可能基于相对意义上的表里部位。所以，充分尊重阴阳学的哲学价值，同时探索阴阳固有的实体属性，对中医临证才有实质意义。

　　各种医籍中，有关阴阳的论述不胜枚举，不同角度，不同侧面，林林总总，不厌其烦，或者强调阴阳的重要性，如"阴阳者，天地之道"；或者陈述阴阳的性质，如"阳静阴躁"；或者说明阴阳的关系，如"阳生阴长，阴杀阳藏"；或者借此讨论病证变化，如"重阴必阳，重阳必阴"；或者用以罗列病证表现，如"阳胜则身热……阴胜则身寒"；或者援以指导治疗，如"善用针者，从阴引

---

[1] 冯世纶，张长恩.中国汤液经方.北京：人民军医出版社，2005.

阳，从阳引阴"，又或者《素问·阴阳别论》："所谓阴阳者，去者为阴，至者为阳，静者为阴，动者为阳，迟者为阴，数者为阳。"《素问·金匮真言论》："夫言人之阴阳，则外为阳，内为阴。言人身之阴阳，则背为阳，腹为阴。言人身之脏腑中阴阳，则脏者为阴，腑者为阳。"内容不可谓不详尽，范围不可谓不广泛，但仔细咀嚼，会发现无一句直指阴阳实质，全是对阴阳的描述或说明。禅宗有指月之喻，"指为知月因缘"，但手指不是明月本身，正如文字只是对真理的表达或阐释，并不等于真理本身。

《楞严经》云："如人以手指月示人，彼人因指当应看月。若复观指以为月体，此人岂唯亡失月轮，亦亡其指。何以故？以所标指为明月故。"

若把表述性文字当作真理本身，那么真理既不明，文字也将失去意义。例如，"所谓阴阳者，去者为阴，至者为阳；静者为阴，动者为阳；迟者为阴，数者为阳"，这只是阴阳在一种特定情况下的表现，我们不能反过来认为阳就是"至、动、数"，阴就是"去、静、迟"，也不能说"外"就是阳，"内"就是阴，这只是阴阳在特定时候的一种状态。天、地、日、月作为最大的阴阳实体，比较容易从中提取出阴阳固有的实体属性，但《内经》虽有"天为阳，地为阴，日为阳，月为阴"的论述，却仍然是作为相对关系来对待，没有因此而把阴阳的固有属性确定下来。阴阳相对待本来没有问题，是科学的辩证观，但在没有把阴阳实质确定下来的前提下，这种科学辩证的相对观很容易蜕变成空泛虚无的相对主义，对临证没有实质帮助。且不说"至、动、数"未必属阳，"去、静、迟"未必属阴，就算所论无差，对临证病机分析何益？于立法处方何助？再进一步，"至、动、数"为阳，那么"阳"是什么？"去、静、迟"属阴，则"阴"是什么？还是隔雾看花，不得要领。若不把阴阳实质交代清楚，这种空洞的相对言论，经不起诘问，也用不到实践中去，这恐怕就是所谓的"指月两亡"。

但是，为了见"月"，须借助"指"的指示，《大慧语录》云："窃以佛祖之道，虽非文字语言所及，而发扬流布，必有所假而后明。譬如以手指月，手之与月初不相干，然知手之所指，则知月之所在。"即是说，要认识真理，文字是主要方式，我们不但不能舍弃文字，还要精读文字，才能透过字面领会言外之意，并溯及其始源。

《内经》也有触及阴阳实质的论述，如《灵枢·刺节真邪》："阴阳者，寒暑也。"《灵枢·根结》曰："天地相感，寒暖相移，阴阳之道。"以及《素问·阴阳离合论》："天为阳，地为阴，日为阳，月为阴。"这样的论述，与"至去""动静""迟数""内外"等文字不同，后者是对阴阳相对性质的描绘，而天地日月是固定不变的实体，只有从固定不变的实体中才能挖掘其本义，这就需要追根溯源，上下求索，溯洄从之，溯游从之。

四、所谓阴阳

《说文》："阳，高，明也。""阴，暗，水之南山之北也。"《中医基础理论》："阴阳的最初涵义是很朴素的，是指日光向背而言，朝向日光则为阳，背向日光则为阴。"这些认识触及阴阳本质，但不完整，也不深入，日光的多少是判断阴阳的主要依据，但不是唯一和全部。其次，日光向背只是现象，上述论说没有进一步深究日光向背蕴含的意义。

关于"阴阳"一词的最早记载，一说是《周易·系辞》："一阴一阳之谓道。"出自孔子及其门人，已有较明显的哲学思辨意味。还有两种说法，时间在《系辞》之前，一是《国语·周语》记载，公元前八世纪西周末年，伯阳父曾用阴阳解释地震："阴伏而不能出，阳迫而不能蒸，于是有地震。"另一处是《诗经·大雅·公刘》："既景乃冈，相其阴阳，观其流泉。""阴伏阳迫"是描述阴阳出入运动，"相其阴阳"是指辨识山冈的阳光向背。此外，《国语·周语》还有"阴阳分布，震雷出滞"的记载，指阴阳气的敷散变化形成节气交替，物候现象。可见，年代越久远，阴阳越是作为自然实体对待，而哲思成分越少。作为自然实体，我们从《说文》的解释和《诗经》的最早描述可以看出，判别阴阳的依据除了日光向背，还有一个必不可少却通常被忽略的重要因素，即土地。实际上，既然言"向背"，就必然有参照，那就不是单方面凭日光的强弱多少就能决定阴阳性质，因此《说文》的解说离不开"山"，《诗经》也以"冈"为载体，《国语》更是将阴阳运动直接用于说明地质变化，所以，阴阳是天地共同作用产生的。《素问·阴阳应象大论》："左右者，阴阳之道路也。"南方属火，故人面南而立为顺，则此时太阳左升右降，照射在地面，其投影因日光向背，而形成自左至右、明暗交替的一条路线，是以阴阳之道路以左右论，若阴阳只是哲学上的抽象概念而非实体，如何有"道路"之说？

对地球来说，日光的重要性不言而喻，太阳辐射是地球大气运动和地面光热能量的主要源泉，是万物生长发育的根本。地球表面在吸收太阳辐射的同时，又将其中的大部分能量以辐射的方式传送给大气，大气吸收地面长波辐射后，又以辐射的方式向外放射能量，可见，地球本身也具有储存和调节热能的作用，唯有这样，才不至于寒热无度，才可抵御太阳有害辐射。地球吸收热量后，与大气不断进行热量交换，地面热量收支差额是影响气候形成的重要原因，是万物生长的重要条件，也是人生立命之本，故说："人以天地之气生。"《论衡·自然》云："天地合气，万物自生。"古人以干支作为主要运算方法，认为天干承载的是天之道，地支承载的是地之道，在天成象，在地成形，在人成运，天道与地道决定着人道，是谓"天地合气，命之曰人"。作为生命科学，其中涉及的要素极其复杂，包括天文、地理、气象、气候、物候、物理、生物、生化等各方面内容，一一厘清何其困难，但既然日光热能是最主要能源，我们不妨借助物理学上的热平衡相关知识来帮助理解。

万物生存需要各种条件，热能是最主要的和最根本的，但此热能不只是太阳光照辐射，地球的调节同等重要，所以万物生长发育是以天地动态热平衡为主要内容的各种生长要素共同作用的结果。从热能交换看，辐射差额决定物体的升温或降温，如果同一时间内吸收和放出的热量恰好相抵消，即处于热平衡，外在温度不发生变化，从表面看，也就是处于无寒热之分、无阴阳之别的混元一气状态，喻之以"邃初冥昧，元气氤氲"。但热平衡是宏观的平衡概念，是大量质点的平均值，不代表每一个气体分子都是一样的温度，在微观上仍然有热交流，因而"道"或者"一"从宏观看，"寂兮寥兮""混茫一气"，实际上"其中有精""其中有信""其中有象"，因而才有"天地氤氲，万物化淳"之可能。这个开放的系统一旦因对外交流，吸收和放出热量不均匀，导致热平衡失去稳定，则出现温差变化，产生寒热之别，遂有阴阳之分，故说"太极动而生阳，静而生阴"，又云"一气屈伸而为阴阳动静"，是为"一生二"。可见，阴阳是混元一气的两极表现，并不是截然划分的两种气，正所谓"通天下一气耳"。古人在有限的手段下，不可能精细入微，面面俱到，更不可能观测到分子运动，热能交换，只能通过司外揣内、取象比类等方法，把具体条件下，以热能多少为划分依据、寒热两极为典型表现的生生之气，命名为阴阳。

五、阴阳的绝对性和相对性

阴阳的绝对性，指阴阳的本质是以热能为主的各种生长要素的总和，阴和阳的区别在所含热能的多少，因此，有学者说："没有阴气。""一切都是阳气不足。"从这角度看，确实如此。因为绝对意义上的阴气，即是说没有热能的气是不存在的，严格来说，物理学上也没有"冷"的定义，"冷"是对热不足的描述，热力学理论上的最低温度是绝对零度，在摄氏温标零下 273.15℃，所有构成物质的分子及原子都停止运动，一片死寂，毫无生气，而且只是理论上存在。就人体而言，在我们需要讨论和有讨论价值的范围内，从绝对性质看，阴阳都是含热能的生生之气，但是，如果就此得出"天下无阴虚"的论断，却是值得商榷的，因为阴阳除绝对性外，还有相对性，在具体条件下，就会显现出来。举例说明，一杯 60℃的温水，和一杯 10℃的凉水，从绝对意义上看，都是含有热能的气，但是它们对人体产生的效果却可能截然相反，前者喝下去暖胃，后者凉胃；前者散寒，后者清热，人体的寒热两极反应就让两杯都含热能的水有了阴阳之别。也唯有以人体反应为准则，判别阴阳才有临床实际意义，药物因此也大致有阴阳寒热之归类，而不会流于泛泛。

气态的蒸汽到固态的坚冰，是热运动下的物态转化，"阳化气，阴成形"本质上是一元气的不同形态，温阳养阴"补不足"，清热散寒"损有余"，天之道也，实际上是以不同方式对一元气进行调节，主观上崇阳贱阴，抑或反之，均悖"谨察阴阳所在而调之，以平为期"的经旨。笔者在述及热能时，小心地避开了"阳"字，唯恐把绝对意义上的热能与具体条件下两极晓分后的阴阳混淆，旨在说明阴阳既有绝对性，也有相对性，含热能的未必就是阳气，阴气未必就没有热能，张景岳能于阴中求阳、阳中求阴，原理就在阴阳的本质乃含热能之一元气，而非截然相反的两种气。

六、阴阳，升降出入之变

前面说到，地球（包括地面和大气）吸收太阳辐射，同时也向地外辐射热量，两者差额就是地—气系统的辐射平衡，在没有其他方式的热交换时，辐射差额决定系统是升温还是降温，从而有寒热阴阳之判别。物理学上，分子热运动是不规则的，因此，阴阳本身不具既定的方向性，但另一方面，中医学却认为，气机运动乃至生命活动是有序的，可依循的，这是因为，地球吸收太阳辐射，同时向外发散辐射，两种热辐射方向相反，世间万物无不在这方向相对的天地动态热平衡中氤氲成形，并受其支配，"天覆地载，万物悉备"，"非出入则无以生长壮老已，非升降则无以生长化收藏，升降出入，无器不有"。一气化阴阳，热能多少是划分依据，寒热是典型表现，升降出入则是其基本运动，世间万物概莫能外。阴阳是一元气盈缩消长所表现出的性质，升降出入是一元气盈缩消长的基本形式，从这个角度看，阴阳与升降出入不是从属关系，而是平行关系，并不是向上的、活动的、兴奋的都属于阳，阴也要升，《素问·经脉别论》："饮入于胃，游溢精气，上输于脾，脾气散精，上归于肺。"阴气若不升散，如何"下输膀胱，水津四布"？同理，也不是沉静的、抑制的、闭阖的就属于阴，阳也要潜藏，且必潜藏，如郑钦安的学术精华就在潜阳，祝味菊则善用附子、磁石温潜，都重在一个"藏"字。一元气盈缩消长，周流全身，不是分裂出阴阳二气，而是指在升降出入的过程中，一气周流发生热能变化，因而具有阴阳不同的表现。

十二经脉流注中，阳经交汇在头面，而为诸阳之会，热能充沛，故眼耳鼻舌、视听嗅味，神而明之；阴经交汇在体内五脏，故脏为阴，阳动而阴静，五脏藏精不泄；阴阳转换在四肢末端，《伤寒论》："凡厥者，阴阳气不相顺接，便为厥。厥者，手足厥冷者是也。"可见，一气周流，阴阳变化，升降出入，首尾交接，如环无端，生生不已，并不是有阴阳两条循行路线。

又譬如在以中气为枢，土为界，木升金降，水升火降的圆运动模式里，在气机升降出入中，热能不断变化，从而升降出入各有阴阳变化，阴阳各有升降出入运动，因此决定了用药法则。如火炎上，升已而降，是阳中之阳降，当用苦寒直折如黄连；金从革，主肃降，属阳中之阴降，当用甘寒助阴如麦冬；水润下，降已而升，属阴中之阴升，宜附子益火，勿虑伤阴，而木曲直，则属阴中之阳升，宜以柴胡配白芍。冯氏全真一气汤，嵌入生脉饮，其中麦冬不只是生津，更重要的是襄助金气敛降，歌曰："全真方意本归藏。"这一用法也体现在傅山引火汤中，否则生津药俯拾皆是，为何独钟麦冬？仔细揣摩两方，自能体会水升火降之妙，对于辨治失眠、发热、更年期综合征等属阳阴失交、水火不济者大有启发。

笔者体会，辨证析理，立法处方，到选药加减，都可围绕着"守一，法阴阳，参变升降出入"的理念进行，举一例笔者学习中药的心得。

凡病所起，无不阴阳，无不升降，而治病之药又当如何？人所共知，中药的性味、归经是以服药后的人体反应为准则进行界定，四气——寒、热、温、凉，不用说是针对阴阳而设，五味——酸、苦、甘、辛、咸，酸收、甘缓、苦泄、辛散、咸软，也不难看出是调气机升降出入，故药亦无不阴阳，无不升降，关键在于医者用什么样的眼光来看待和使用。以地黄丸中的泽泻为例，笔者以为，尤在泾于此处别有会心，见识超卓。他在《读医书随笔》中天才地把补中益气汤和六味地黄丸放在一起解读："阳虚者，气多陷而不举，故补中益气汤多用参、芪、术、草甘温益气，而以升、柴辛平，助以上升；阴虚者，气每上而不下，故六味地黄丸多用熟地、山萸肉、山药味厚体重者，补阴益精，而以茯苓、泽泻之甘淡助以下降。气陷者多滞，陈皮之辛，所以和滞气；气浮者多热，牡丹之寒，所以清浮热。然六味之有泽、苓，犹补中之有升、柴也；

补中之有陈皮，犹六味之有丹皮也；其参、芪、术、草、当归，犹地黄、茱萸、山药也。法虽不同而理可通也。"补中益气汤和六味地黄丸，看似风马牛不相及，阴阳升降犹且相反，但比对之下，反能明了阴阳升降的制方之理。在尤氏眼中，泽泻不作利水药，而取引经之用，犹如升麻、柴胡之升举。这种用法也体现在济川煎中，泽泻也更多的是用以引经，导水下行，而非渗利排尿。由于泽泻下行入阴分，能运阴中之水，可引熟地等养阴药直入其中，故《本经》认为泽泻可"养五脏，益气力"，《别录》则曰："起阴气。"明乎此，笔者常在滋阴养血如二至丸、四物汤等方中酌加泽泻引药入阴，用于肾阴不足之失眠、脱发、月经不调等，而于脱发、眼干、眩晕等病位在上者，又配川芎、荆芥、防风等使之上达，临证有验。用作引经，量不能太大，大则渗利，反伤肾气，故太过不及又在所必辨。

"道生一，一生二，三生万物"，或"阴阳""水火""升降出入"等文字表述及说理方式，看似玄虚，但若能一一落实在理、法、方、药各个环节，它就是实实在在的临证指针。

七、阴阳不只如初见

初识阴阳学说，是学习《中医基础理论》时，以为得窥至论，一见不疑，但在经过较长时间的学习思考，以及实践印证后，颇有"入之愈深，其进愈难，而其见愈奇"之感，遂叹"阴阳不只如初见，奈何当时却惘然"。

（一）阴阳交感

笔者在初学阶段分别学习了《中医基础理论》五版教材和六版教材，前者没有阴阳交感的提法，阴阳交感似始见于六版教材，书中强调："没有阴阳的交感运动，就没有生命，也没有自然界，可见阴阳交感是生命产生的基本条件。"故居阴阳学基本内容之首。乍看之下，理所当然，细思之后，便觉逻辑混乱，颇难自洽。

按《中医基础理论》对阴阳的定义："阴阳是宇宙中相互关联的事物或现象对立双方属性的概括。"也就是说只要言称阴阳，则其必然是在两者已具相互关联的前提下，而同一本书中，阴阳交感的概念却是："阴阳二气在运动中相互感应而交合的过程。"该定义导向两个误区：一是把阴阳看作是各自不相干的两个事物，因为只有在各不相干的前提下才有感应交合之说，可见持阴阳交感之说者，自己已经不知不觉先把阴阳割裂开来了；二是认为："阴阳交感是阴阳二气在运动中相互感应的一个过程（阶段），是阴阳在运动过程中的一种最佳状态。"即是说，在阴阳二气运动过程中，交感只是其中一种结果，也有可能出现阴阳不相干，或相干但阴阳不交感的现象，如果阴阳只有在最佳状态才称作交感，那么其他过程

（阶段）是否就不交感？又当以何名之？这就势必要澄清"相互关联"和"相互感应而交合"两者之间的关系，这样一来问题就复杂了，当然也就更无法进一步深究阴阳运动的始动力。

笔者认为，阴阳是一元气以热能多少为依据、寒热温差为典型表现，在不同条件下的人为划分，条件不同，阴阳不同，而本质仍一，所以"阴阳不可胜数，其要在一"，正如《正蒙·参两》中所说："一物两体。""阴阳者，一分为二"，不能理解为"一"分裂为"二"，"二"再交感，而是指一元气在"虚而不屈，动而愈出"的盈缩消长中表现出两种相对属性，进退往复，相摩相荡，直至"冲气以为和"。这个过程我们仍借他山之石来帮助理解。物理学认为，若热力系统各部分间存在温度差别，系统内部不同部分间将通过传导、对流、辐射等方式发生传热现象，系统的状态会不断变化直至温差消失达到平衡，这种动态平衡就是教材中说的最佳状态，但它不是通过所谓的阴阳交感来实现，而是始动于一元气的自发调节。一切系统都将自发趋向平衡状态，这是自然界的一条普遍规律，"负阴抱阳"只是表现形式或达成方式而已。

（二）阴阳对立制约

《中医基础理论》认为：对立即相反。笔者认为，这一论断显然受对立统一规律影响太深。

首先，对立意味着矛盾和斗争，而阴阳性质相反，这是毫无疑义的，但相反就必须对立吗？

"反者，道之动也"，但同一本书里，"天之道，利而不害"，是不是可以说"反者，利而不害"？可见，相反不是对立斗争、钳制约束！

事实也是如此。

在对待不同事物上，中国传统文化更强调相反相成，合化为物，"万物并育而不相害，道并行而不相悖。"植根于传统文化的中医学更是如此，我们主张水土合德，水火互济，正如前一篇讲"生生之意"时提到，中国哲学是生命哲学，中华医道是生生之道，中华医学则是体现生生之道的生命科学。"和实生物，同则不继"，生生之道讲求兼融合化，若对立斗争，胜者为同，反而难以为继。具体到中医学术上，则有水火既济、升降相因等理论；有攻补兼施、阴阳互求、寒热并用等治法；药性认识上，辛走窜而甘缓守，合用却收辛甘化阳之妙；方剂配伍上，更可融寒温、补泻、动静、刚柔、敛散、反佐于一体。可见，中医学没有把相反的事物对立起来，搓揉拿捏之下，反而异彩纷呈，这种闪耀着智慧之光的医学理念显然源于我们博大精深的传统文化，诗云："问渠哪得清如许？为有源头活水来。"

其次，由于阴阳性质相反，看似有对立斗争的错觉，然而从其根源看，阴阳源于一元生气，是含有热能的生生之气，主"生养"，是阴阳始终不变的本质，这与对立统一规律的主张大相径庭。"夫阴阳之道安在哉？在乎生物而已，天非和不立，物非和不生。"经云："阴盛则阳病，阳盛则阴病。"并非阴阳相害之意，而是对一元气化生阴阳时进退消长的描述，因为在一元气不增不减，且变动不居的情况下，阴阳必然表现为一盛则一衰。然而，我们更加熟悉、印象更深刻的，却是将这个理论用于说明邪正胜负的病理规律。"阴盛则阳病"指阴寒之邪戕害阳气，"阳盛则阴病"指阳热之邪耗伤阴液，表面看，确是如此，但须注意的是，此时的阴阳，"盛"的是邪气，"病"的是正气，正邪两异，根本不是在同一前提、同一层面讨论同一类事物，只能验证正邪相杀，不能得出阴阳对立的结论。从临证实践中看，"壮火食气"，温病同样有伤阳的转归；伤寒直中少阴，亦有热化伤阴之变局。

相反不必对立，同理可得，制约也非相害。五行生克制化，生和克本质上是方法不同的"生养"之道，它们都是用以描述生理，制其亢盛，意在化生，《类经图翼》："无制则亢而为害。"

这里先提出一个问题思考："土"果真"克水"吗？我们将在《五行升降出入篇》揭晓。

人体是复杂的，多变的，在治则治法上，不能只是简单地"寒者热之，热者寒之"，经过人体的自发调节等复杂变化后，作为病证表现出来的寒热，未必如热力学的温度一样真实地反映热能的多少，"阳盛则热""阴盛则寒"，仅为常态，阴阳是热能多少的划分，而寒热只是阴阳的典型表现，寒热有真假、有错杂、有标本，治则有正反、有逆从、有缓急，故治热未必用寒，如火郁发之，如透热转气；治寒未必用热，如寒因寒用，如淡以通阳，所谓"伏其所主，而先其所因"是也，病证的虚实之辨亦复如是。所以，对立制约的理念，不论在说理上，还是论治上，以及临证运用上，均不应成为中医学主流。

（三）阴阳互根互用

《中医基础理论》："阴和阳每一方都以相对的另一方的存在作为自己存在的前提和条件。"没有寒也就无所谓热，所以说阳依存于阴，阴依存于阳，这种相互依存的关系，称为"互根"。这个观点的问题在于，把阴阳的相对性等同了阴阳的生成条件。

要使一对阴阳成立，首先要有变，《素问·六微旨大论》："成败倚伏生乎动，动而不已，则变作矣。"所以，阴阳首先是运动的结果。其次，要依从特定条件，只有在特定条件下，阴阳才有相对性之说，否则就陷入循环论。以上两点才是阴阳之所以为阴阳的根本。仍以60℃的温水和10℃的凉水为喻，它们各自存在，但互不相干，之所以能成为一对阴阳，是以对人体产生的寒温效应为具体条件，只有在这种具体条件下，前者为阳后者为阴的关系才成立，何来互根之说呢？阴阳的相对性不等于阴阳互根，它与阴阳的成立条件不可混为一谈。即使阴阳互根成立，那也是一个经不起推敲的命题，若"阴和阳每一方都以相对的另一方的存在作为自己存在的前提和条件"，那么又从何确认"另一方"存在呢？好比先有鸡还是先有蛋？

既然互根之说不成立，则互用无从谈起。

学者常引《素问·阴阳应象大论》这段经文以为"互根互用"之据："阴在内，阳之守也；阳在外，阴之使也。"认为阴在内，是阳的根据；阳在外，是阴所化生。但笔者以为，从古人互文写法，结合一元生气来看，也通，试看：

"阳在内，阴之守也。"

阳气有固摄之能，须安藏于内，才能守护阴气，否则阳气失藏，妄动于外，则津必随脱。《素问·生气通天论》："阴阳之要，阳密乃固……阳强不能密，阴气乃绝。""强"指病理性亢盛，可见，要使阴阳密固，须阳气内守，不能亢越于外。

"阴在外，阳之使也。"

阳气有推动之力，若无阳热鼓荡驱使，阴气如何达于外？《素问·阴阳别论》："阳加于阴谓之汗。"

可见，阴阳不特定于上下内外，一元生气周流敷布，全身上下无处不到，这个过程，不是阴阳固定分主内外，而是一元气自身表现为阴阳变化，但不论阴阳，在内要能安守，勿使妄动；若在外，则须得内助，一是以为资援，绵延相续；二是以为监制，不致外脱。

对比看：

《内经》原文："阴在内，阳之守也；阳在外，阴之使也。"阴内阳外，是因阳躁阴静，阳动于外，必赖阴之内守，才不至于外脱，故阴守于内，阳才能外出为使，此句的重点是说阴对阳的化生和涵敛作用。

互文："阳在内，阴之守也；阴在外，阳之使也。"阳内阴外，阳秘于内，阴气才能出使有节，不致外脱，阳气激发鼓动，阴气才能外达为使，这句的重点则是说阳对阴的固摄和推动作用。

所以，从互文角度看，不但通达，亦且全面，循此思路，让我们进一步思考的是，阴阳之所以能够互为守护、互为助使的机理，关键在坚守一元生气。唯一元生气不灭，盈缩消长，氤氲鼓荡，才能保证阴阳转化正常进行，不至于在内不守，在外无助，故一元之气充沛如常，称"阴平阳秘，精神乃治"，既能守内，又能使外，如果一元之气不能在正确的时间和空间实现阴阳转化，则表现为阴阳相互阻隔，不能互化融通的败局，孤阴无阳，独阳无阴，既不能相守，又不能互助，是称"阴阳离决"，此乃一元气衰败之象，故说"阴阳离决，精气乃绝"，精气显然指一元精气，是"一"的层面。"道生一，一生二"，"二"以"道一"为根，以一元精气为用。

《素问·玉版论要》："揆度奇恒，道在于一，神转不回，回则不转，乃失其机。"张景岳云："神机之用，循环无穷。""神者，阴阳之变化也。《易》曰：知变化之道者，其知神之所为乎。""转"是往来还复，《说文》又训："运也。"往复向前之意；"回"则不转，指循环中断，生机殁灭，故知一元之气生生不息，则阴阳应变无穷；元气若有衰败，则阴阳演化停滞，互不转化，不守不使，离决而亡。试看《素问·生气通天论》这段经文："凡阴阳之要，阳密乃固。两者不和，若春无秋，若冬无夏。因而和之，是谓圣度。"

这里有个很意思的现象，经文中，阴阳不和，是以四季不能交替代序作喻，可见，阴阳本非二气，而是一元气化生，本质为一，若正常变换转化，如四季之更迭，则曰"和"，反之则为离决。那么，阴阳相交之"交"是否为"交替"——即一元气的阴阳交续变化，而非"交感"——交互感应？值得思考。

（四）阴阳消长平衡与相互转化

之所以把消长平衡与相互转化放在一起讨论，是因为从表面上看，阴阳消长是阴阳的运动形式，而阴阳转化是消长的结果。如果说阴阳消长是一个量变的过程，则阴阳转化是在量变基础上的质变。（《中医基础理论》）

我们且看量变与质变规律的基本内容。

"量"指事物的规模、程度、运动速度的快慢、颜色深浅等可量化的规定性，把握量是认识的深化和精确化。

"质"指一事物区别于他事物的规定性，质通过属性表现出来，把握质是认识的基础、实践的起点。

恩格斯说："没有任何东西是不动的和不变的，而是一切都在运动、变化、生成和消逝。"运动是绝对的，可以被量化，因而量变是绝对的，而质变是相对的，它取决于"质"的规定性。正因为质的规定性可以无限细化，阴阳才可以"数之可十，推之可百。数之可千，推之可万。万之大，不可胜数"。我们在前面说到，阴阳是在一定条件下，以热能多少为划分依据，阴阳消长是一个热能增减的过程，只要有热能变化就有阴阳转化，所以阴阳量变，同时质变，阴阳的量变和质变是交融的。而所谓"物极必反"，从量变到质变有显著的时差，原因在于，一是人为设置的规定性不同，二是最终达到规定性的质变实际上不只是量变的积累，更是规定范围内无数质变的叠加。因此，这个"极"未必一定是极致的意思，须活看。

中医学有"重阳必阴，重阴必阳"或"寒极生热，热极生寒"，但正如前面所说，阴阳消长无时或停，阴阳转化无时不在，并非只有出现在"重"和"极"的危重阶段才能认定阴阳发生质变，相反的却是，作为医者，要认识到阴阳消长及转化的不间断性。只有心细如发，慧眼如炬，才能辨识阴阳转化的契机和趋向，才能判断这个量变的程度有没有在影响用药的质变范围。须知质变的规定性虽可无限细化，却并不是随意设置，作为中医学，所有规定性设置都应该以能够指导立法、遣方、用药为原则，这就考较医者体察入微的功夫，它很多时候看起来微不足道，或者以独处藏奸的方式表现，而不会如主诉、主证那样突出、明显。典型的标准的证型很容易辨别，但临证所见更多的是变化无方的非典型病证。

刘渡舟先生曾说到，伤寒大家陈慎吾先生论柴胡桂枝干姜汤证时，概括为"少阳病阴证机转"。少阳属三阳，在表里之间而为枢，若太阴阳虚，热能不足，便有阴转之机，故予柴胡枢转少阳之际，以干姜扶助太阴，一方面先安未受邪之地，一方面托里外透，免陷三阴，所以病在少阳，若见太阴阳虚就是判断阳证阴转的关键。刘渡舟先生认为该证应有"大便溏泻"，因太阴病提纲为："太阴之为病，腹满而吐，食不下，自利益甚，时腹自痛，若下之，必胸下结硬。"以下利确认太阴病，但实际上，只要认准太阴阳虚这一机窍，则不必非拘于"便溏"一说，如腹冷、肢凉、舌淡胖有齿痕，以及脉沉紧、沉弱等均为阴转之机，这不只是热能的量变，同时有阴阳的质变，此时虽并无内陷太阴病之典型质变，但非典型质变却在该范围内不断叠加，医者当识在病先。笔者用以治疗痛经，证属气郁化热兼脾虚寒，证见小腹冰冷者，颇有效验。此例有个值得思考的地方，陈慎吾先生并没有因为此方有干姜而下"太阴合病"的诊断，"机转"二字尤其传神。机者，要也；转者，变化也，这个变化是量变和质变的统一，如何在不间断的变化中找准机要所在，用以指导立法处方，是医者毕生修习的要点。

八、阴阳，对立统一之异

对立统一规律是唯物辩证法的实质和核心，它认为事物矛盾双方的统一与斗争，推动着事物的运动、变化和发展，揭示了事物发展运动的动力和泉源在于事物内部的矛盾性。矛盾具有统一性与斗争性，普遍性与特殊性，主要矛盾与次要矛盾，矛盾的主要方面与次要方面，它指导我们正确认识事物。阴阳学用于阐释中医学理论时，已带有浓厚的哲学思辨，如张景岳云："阴阳者，一分为二也。"在认识事物的相对性方面，是阴阳学说与对立统一规律最大的共通之处，但除此之外，在更为重要的根本问题上，两者差异是很明显的，特别是在"守一"——谨守一元生生之气的前提下，把阴阳看成医学概念而非哲学术语时。

在对待事物起源和发展动力的问题上，对立统一规律截取了其中片段，认为事物发展运动的源动力是事物内部的矛盾，却回避了矛盾斗争产生的根本原因，巧妙而智慧地绕开了"第一推动力"这个悬而未决的敏感话题，因而它强调对立斗争。古希腊哲学家赫拉克利特认为一切都是经过斗争产生的；列宁指出："对立面的统一（一致、统一、均势）是有条件的、暂时的、易逝的、相对的。相互排斥的对立面的斗争则是绝对的，正如发展、运动是绝对的一样。"阴阳学则不然，"道生一，一生二，二生三，三生万物"的概括，使阴阳上有来路，下有去处，不论老子对世界起源的论述正确与否，但他的所有论述都是构建在一个从源到流的整体上，阴阳便在其中。"万物得一以生""通天下一气"的认识，使阴阳的同一性，与对立统一规律认为统一是短暂的，有条件的，而对立斗争是绝对的观点，根本大异。

《正蒙·参两》："一物两体，气也；一故神，两故化，此天之所以参也。""两体者，虚实也，动静也，聚散也，清浊也，其究一而已。""一"是一元之气，王夫之曰："一气之中，二端既肇，摩之荡之而变化无穷。"这些论断常为对立统一说引用，但仔细思考，"其究一而已"实际上已否定了矛盾是事物发展运动的动力和泉源。再看《道德经》上另一句："反者道之动也。""反"字通常两义，一相反，对立；二训"返"，循环往复之意。"在老子哲学中，这两种意义都被蕴含了，它蕴含了两个观念：相反对立与循环往复。[1]因为有"相反、对立"的意思，故该句常被解释为：相反相成，是推动事物变化发展的力量。这种认识实际上是不折不扣的对立统一观，未必符合老子本意，在"道生一，一生二"的前提下，"反者道之动"不能本末倒置地解释成"相反相成推动着事物变化"，而是"道"的运动，表现出两极相反的性质以及相反相成的现象，并在这个运动过程中生成新事物，或者说，"道"以相反相成的形式衍生并推动万物生生不息，这才与"万物得一以生""可以为天下母"的观点一脉相承。所谓"相摩相荡"是指一元气表现出阴阳两极进退往复的运动形式，并不是指阴阳对立斗争，更不是相杀相害，正是"天之道，利而不害"，断章取义地片面强调阴阳对立制约，是不明阴阳不二之理，没从根源上看阴阳，表现在中医学上，则往往把阴阳放在敌对立场对待，上一节已有论及。

　　由于对事物发展动力的认识不同，导致了阴阳学与对立统一规律在认识新生事物上存在很大差异。对立统一规律认为，对立面之间相互斗争的作用，双方的力量对比和相互关系不断地发生变化，

---

[1] 陈鼓应.老子注译及评介.北京：中华书局，2015.

当这种变化达到旧的矛盾统一体所不能容许的限度时，就造成旧矛盾统一体的瓦解、新矛盾统一体的产生，也就是我们常说的"破旧立新"，对立面之间的相互斗争是促成新事物否定旧事物的决定力量。阴阳学说则不认为新事物是对立斗争的结果，"致中和，天地位焉，万物育焉。"所谓"和实生物"是也，对立斗争只能内耗。"道生一，一生二，二生三，三生万物"，通篇讲求一个"生"字，关于生生之意，详见前篇，兹不赘述。

而两者的区别不仅仅在于对待新老事物的态度，更体现为对事物繁衍发展的理念不同。对立统一规律认为新事物是对旧事物的扬弃，讲求否定之否定；阴阳学则讲求"创生"，更重视新事物对母体的继承，或者说母体对新生事物的影响，它并没有因为新生体出现而消亡，反而处处影响着新生事物的发展，具体到中医学上，则有先天之本一说。

《灵枢·决气》："两神相搏，合而成形，常先身生，是谓精。""非精血，无以充形体之基。"（《景岳全书·脾胃》）张锡纯云："元气在先天，来源有自，故输其有余，与督任之脉常通，以融贯全身，为十月养胎之用，其功用在于能施。""能施"是关键词，可见，在诸医家的认识中，先天之精对后天新生机体的影响非常重要。《幼幼集成》有"胎弱者，禀受于气之不足也，子于父母，一体而分""子之赢弱，皆父母精血之弱也"等论述，故李中梓认为藏精之肾"为脏腑之本，十二脉之根，呼吸之本，三焦之源，而人资之以为始者也"（《医宗必读·医论图说》），从而主张肾为先天之本。先天禀赋的影响可能终其一生，不会因否定之否定而完全断绝消失，《景岳全书·先天后天论》有言："以人之禀赋言，则先天强厚者多寿，先天薄弱者多夭。"需要指出的是，各位医家所论，无非是强调先天禀赋对后天的影响，并非屈从宿命，不可更改，充分发挥主观能动性，后天调摄得当，仍能安享遐龄。

所以，在上一篇，笔者认为陈鼓应先生用从上到下"层层落实"来注解"道一"创生万物是很考究的，但是，既然是落实，那就不只是形而上的说理，特别是中医学作为一门生死攸关的应用学科，医者须言有之理，识之有物，辨之有据，以下篇章将做进一步阐述。

物成于三：不可略过的『三』

一、怎一个"三"字了得

"道生一，一生二，二生三，三生万物。万物负阴而抱阳，冲气以为和。"万物立命，未成而有机，是属先天，形神俱成，则属后天，而"三"显然处于承前启后的重要位置，不可不察，不得不论。

冯友兰先生认为："三在先秦是多数的意思，二生三就是说，有了阴阳很多的东西就生出来了。"[1]

蒋锡昌先生也持类似观点：《老子》一二三，只是以三数字表示道生万物，愈生愈多之义。"（《老子校诂》）

笔者有不同看法。

首先，"道生一，一生二，二生三"中的"一、二、三"不是数学中表示数量的自然数，而是指创生历程中的三个变化，这一点是比较容易理解的。

其次，它们也不是虚数，比如"二"就是阴阳两极表现，用其他数字就代替不了，同理，"三"也有自身的特定含义，不是虚指和泛论。

按冯先生的解释，"三"就是多数，有了阴阳很多东西就生出来了，那就是"二生万物"，"三"被硬生生抹掉，这一跨步未免疏漏太多，关键还在于，果真如冯先生所言"有了阴阳很多的东西就

---

[1] 哲学研究编辑部 . 老子哲学讨论集 . 北京：中华书局，1959.

生出来了"吗？

《易传·系辞》："易有太极，是生两仪，两仪生四象，四象生八卦。"两仪是阴阳，四象指阴阳再变化为太阳、少阳、太阴、少阴，如果用卦画表示，它们由两爻组成，比如太阳作"⚌"，在这里，我们要注意的是，当阴阳出现后，并没有立即生成万物，阴阳首先要运动，有运动就有量变，因此有太少之分，但它们仍称作"阴阳"，并没指代实物，可见这时的阴阳虽运动不息，却仍没有万物生成，直到阴阳相摩相荡，进退开阖，形成相对稳定的"三"时，万物才能生成，这个最佳状态表现为"负阴而抱阳，冲气以为和"。所以"三"才是万物的直接源头，"三"源于"二"，但不等于"二"，不能说"有了阴阳很多的东西就生出来了"，不能忽略太少阴阳四象的意义，更不能把"三"一掠而过。

《易传》云："四象生八卦。"四象的下一个变化是八卦，八卦的基本卦画由三爻构成，表示四象"太少阴阳"运动产生了结果，卦爻由二变三，八卦就可以指向实物，象征天、地、雷、风、水、火、山、泽八种自然现象，陈抟曰："夫气之数，起于一，偶于二，成于三。"所以，笔者以为，"三"不是泛指多数，而是一个特定的创生历程，万物生成必须经过"三"的变化，如此重要，岂能轻易略过？！

笔者体会，在领悟"道生一，一生二，二生三，三生万物"时，力度不易掌握，好比太极拳要领中的"不丢不顶"，不能用力太过，也不能不用力。

　　用力太过，则可能僵死在具体的数字上，佛教称"着相"，就是说太纠结于表象而忽略了背后的含义，容易把问题看实，拘执于非此即彼，水火不容，一不能是二，二不能是一，必然导致"一生二"就是"一分为二"的误解，于是阴阳交感、对立、互根等以"阴阳分离"为前提的关系就衍生出来了，接下来"二生三"自然就是阴阳交感下的合二为一，最后把"冲气"注释成阴阳二气交冲激荡，完全就顺理成章了，主流认识大体如是。笔者愚见，"道生一，一生二，二生三，三生万物，万物负阴抱阳，冲气以为和"贯彻的是"万物得一以生""通天下一气"的思想，是对"道一"层层落实，步步具象的描述，这是一个浑然贯通的整体，不能把每个环节割裂开来单独看。"二"是一气盈缩消长的两极表现，本质为一；"三"是一元气盈缩消长，运动到合和调匀的相对稳定状态，本质仍是一，所谓"负阴而抱阳"是指宏观上阴阳合和的状态及其外在表现形式。

　　对"负阴抱阳"的理解，重点显然是在"负"和"抱"字上，历代注家多从"负"训"背"，"抱"训"向"，"负阴抱阳"即"背阴向阳"。如吕吉甫云："有生者，莫不背于幽而不测之阴，向于明而可见之阳，故曰：万物负阴而抱阳。负则背之，抱则向之也。"这是从万物生长特性而言，如果单独看，不无道理，但若放在整句话里看则有问题。因为整句话说的都是"道一"创生万物的历程，如果解释为"万物背阴向阳"，那么"冲气以为和"是指万物冲和还是指阴阳冲和？阴阳之于万物只是向背的关系，又如何体现"万物得一以生""通天下一气"？若万物尚可以向背分别对待阴阳，则阴阳是否已断然分离？把"负""抱"训为"向""背"，把整句解为"背阴向阳"明显用力太过，看得太实，以致流于浅表。笔者最初也从字面理解，以为负为背负，抱为怀抱，因阴凝而阳散，万物对凝形之阴应背负而勿使其堕，对化气之阳应抱守而勿使其散，阴阳因此交冲合和。后来从万物一气，阴阳不二的角度看，则有如下认识："负"《说文》："负，恃也，从人守贝，有所恃也。"抱，亦持守也。《参同契》："惟昔圣贤，怀玄抱真。"从经文自注看，《道德经》："见素抱朴，少私寡欲。""抱"也训"保持"之意。因此"负阴而抱阳"，应是互文之法，意为万物表现为阴阳相互涵藏，融和持守，乃是一而二，二而一，这是从阴阳角度描述万物的表现方式或存在形态，如此既可上承"三生万物"，又与下一句"冲气以为和"衔接，指出万物负阴抱阳，乃阴阳互涵，冲和调匀，是一元生气盈缩消长，直至"冲气以为和"的结果，这样整句话就浑然一体。

　　用力太轻，则容易流向泛泛空谈，看不到每个过程都有其独特的意义，比如以"三"泛指多数，而忽略了"三"的特定含义。实际上，冯友兰先生的整句话是："老子书说'道生一，一生二，二生三，三生万物，万物负阴而抱阳，冲气以为和'，这里说的有三种气：冲气、阴气、阳气，我认为所谓冲气就是一，阴阳是二，三在先秦是多数的意思，二生三就是说，有了阴阳，很多的东西就生出来了。"上面已经讨论过"三"在这里为什么不是"多数"，这里再略陈笔者对"一"和"冲气"的关系之看法。

　　仅就字面上看，"冲气"是经过"道、一、二、三"变化后，通过阴阳运动才形成的，不可能是"一"。笔者以为，造成"冲气就是一"这种错觉的原因或许与"三""一"某些特性相似有关。

　　《道一始生》篇里曾提到，"一"的特点是，宏观看"窈兮冥兮""混茫一气"，微观看"其中有象""其中有精"，借助热力学理解就是，宏观上热平衡，而微观上热交流，正因有这些特性，"道一"才有化生万的功能。而"三"作为万物生成的直接源头，描述为"冲气以为和"。"冲"，《说文》："涌摇也。"这是形容阴阳运动相摩相荡，进退往复，如水波涌动，只是笔者在这里主张的是，阴阳运动不是二气交感激荡，而是一元气以阴阳交替为表现形式的盈缩消长运动，直至宏观上合和调匀。但不论是哪一种主张，最终都形成新的相对稳定的动态平衡。就这一点看，"一"和"三"确有相似之处，因而"道一"才具造化之妙，阴阳才生推演之变，万物才合立命之机。从"一生二"到"冲气以为和"，是宏观上的一个平衡到另一个平衡，但两者显然不是同一层面，"冲气"是对具象的万物的描述，而"一"则是"有物混成，先天地生"，此时阴阳未判，遑论万物，区别是明显的，从热力学上看，是宏观不可逆，所以"冲气"不可能是"一"，"三"之后，万物形神赅备，"一"与"三"，迥然有别。再回过头看《道德经》第四十章："反者，道之动。"我们可以得出这样的结论，"反"虽有循环之训，但决不是周而复始的机械循环论，而是不可逆的循环向前，譬如"生长化收藏""生长壮老已"，就个体生命而言，生灭有时，无可逆转，从天地整体看，死生更替，循环不已。

二、一源三歧，问人生几何，识盈虚有数

在上一篇，笔者曾说到，不论我们读到的文字如何晦涩，只要能落在实处，并在实践中得到验证，那么就是实实在在的指针，而非玄谈。在如何确认人体"一、二、三"这个问题上，笔者读张东先生《元气神机：先秦中医之道》[1]一书，颇受启发，有意深究者可详参该书。

《元气神机：先秦中医之道》说道："人体中的三生万物乃是奇经八脉中有任脉、督脉和冲脉。"所谓"一源三歧"，任脉、督脉、冲脉均起于胞中，出于会阴，任脉为"阴脉之海"，督脉为"诸阳之会"，《性命圭旨》云："人身有任督二脉，为阴阳之总。"是为"二"，由一元气化生。"一"者，元也，《太平经·五事解承负法》："一者，元气所起也。"先于人体而生，乃生命之起源；《灵枢·本神》："生之来，谓之精。"先天精气，成于身前，禀受于父母；《灵枢·决气》："两神相搏，合而成形，常先身生，是谓精。"杨上善注："雄雌两神相搏，其成一形，先我身生，故谓之精也。"此即人

[1] 张东.元气神机：先秦中医之道.西安：世界图书出版有限公司，2016.

体"一元精气"，婴儿出生断脐后，精气藏于脐下，是为肾间动气。至于人体之"三"，《元气神机：先秦中医之道》认为："冲脉者，阴阳冲和之脉，阴阳冲和才开始了三生万物，意在说人体的五脏六腑、十二经络皆源于阴阳的冲气以为和，五脏六腑、十二经络是人体的万物，正是三生万物之意。"如此，"一、二、三"就不再是不可捉摸的虚幻概念，而是实实在在之物，且有真真切切之理。《素问·上古天真论》："女子……二七而天癸至，任脉通，太冲脉盛，月事以时下，故有子。"可见，要受孕产子，衍生后代，仅凭任督阴阳二气是无法达成的，须冲脉成而充盛方可，正合"三生万物"之意，也再次佐证，只有阴阳是无法产生万物的，须运动到"冲和"，才有"二生三"，进而"三生万物"。丹道学有"中黄脉"一说，或与冲脉相似，是另一门深奥的学问，本章重点探讨"一源三歧"起始处，即胞中的位置及意义。

胞中作为一源三歧的起点，乃一元精气所在。《难经·八难》云："所谓生气之原者，谓十二经之根本也，谓肾间动气也，此五脏六腑之本，十二经脉之根，呼吸之门，三焦之原，一名守邪之神。"具体位置在脐下，《难经·六十六难》："脐下肾间动气。"张锡纯云："元气者，先天之气也，夫元气藏于脐下，为先天生命之根底，道家所谓祖气也。"可见，肾间动气应在脐下寻，但是对这个"脐下"，诸家看法也是不同的，有谓脐下三寸，是从上下高低看；有谓脐内三寸处，则是从表里内外看，笔者以后者为是，原因有四：

1.胎儿未出生前，脐带与母体相连，正是先天元气输注处，后天生化之根柢；分娩断脐后，虽在形体上脱离母体，但秉承于父母之精华并未就此断绝，仍发挥作用，是为先天之本，藏于脐下，化作肾间动气，理应根于此，不必在别处寻。

2.《灵枢·五色》："当肾者，脐也。"双肾位置在第11胸椎和第3腰椎之间，肚脐位于髂前上棘水平的腹部正中线上，髂前上棘平对腰3、腰4间隙，脐内三寸，从解剖位置看，大致在双肾之间，比之脐下三寸更符合肾间动气的描述，脐下三寸，位置更低，去肾更远。当然，中医学更注重气化，而非解剖位置，所以，后面两点尤显重要。

3.胞中肾间动气，源于先天元气，藏于双肾，但寄于中土，共为先天、后天两本之源。中医学里，肾主藏，属下焦；脾主运，属中焦，肚脐恰是中下焦之分野，故肾间动气应在脐内三寸处，才能贯通人身两本，若在脐下三寸便失其位。

4.《素问·六微旨大论》："帝曰：何谓气交？岐伯曰：上下之位，气交之中，人之居也。故曰：天枢之上，天气主之，天枢之下，地气主之，气交之分，人气从之，万物由之，此之谓也。"黄元御在《素问悬解》中注云："气交者，上下之位，二气相交之中，人之居也。气交之分，是谓天枢，故曰：天枢之上，天气主之；天枢之下，地气主之；气交之分，人气从之，万物由之，以为生化，正此谓也。《至真要大论》：'身半以上，天之分也，天气主之；身半以下，地之分也，地气主之。半，所谓天枢也。脐为天枢，居人上下之中，一身气交之分，此借以喻天地气交之中也。"上面经文的意思是，天枢乃生机所在，其位在中。人身之中，脐为天枢，以寓生机，位于天地之半，上下之间，气交之分，故寄形于中土，而能转四维，枢四象，水火交济。

三、人体两本

经云："治病必求于本。"本者，根也，源也。"道一始生"，恍惚窈冥中，有"象"、有"物"、有"信"、有"精"，形质未具而生机在先，及至"三生万物"形神兼备，是知本有先后天之别。李中梓明确提出："肾为先天之本，脾为后天之本。"《医宗必读·肾为先天本脾为后天本论》云："肾为脏腑之本，十二经脉之根，呼吸之门，三焦之源，而人资之以为始者也，故先天之本在肾。"肾藏精，精又分先天元精及后天脏腑精气，肾藏先天元精是有别于其他脏腑的重点。脾为后天之本则是因为脾主运化水谷，为后天脏腑气血、形体百骸之资助。《医宗必读·肾为先天本脾为后天本论》："一有此身，必资谷气，谷入于胃，洒陈于六腑而气至，和调于五脏而血生，而人资之以为生者也，故曰后天之本在脾。"笔者以为在此基础上，对先后天之本的实质尚可进一步深究。

（一）元气为先天之本，肾为其宅

《医宗必读》："肾为脏腑之本，十二经脉之根，呼吸之门，三焦之源，而人资之以为始者也，故先天之本在肾。"这是李中梓"肾为先天之本"的主要立论依据，注意对比《难经·八难》："所谓生气之原者，谓十二经之根本也，谓肾间动气也，此五脏六腑之本，十二经脉之根，呼吸之门，三焦之原，一名守邪之神。"很显然，李中梓所论脱胎于《难经》，不同之处在于，《医宗必读》把《难经》原文"肾间动气，此五脏六腑之本"，改为"肾为脏腑之本"，数字之动，意义大变。《难经》明确指出先天之本是"肾间动气"，即一元精气，而不是肾脏本身，肾脏只是涵藏元气之处，成于后天。赵献可云："命门即在两肾各一寸五分之间，当一身之中，《易》所谓一阳陷于二阴之中，《内经》曰七节之旁，中有小心是也，名曰命门，是为真主乃一身之太极，无形可见，两肾之中是其安宅。"

先天之本虽不是肾，但因肾藏纳元气，故在判断元气强弱盛衰时，往往从肾入手，如生长发育状态，骨齿坚固与否；在脉象上，则体现在沉取是否有根，或尺脉是否有力。很多时候，元气与肾气，尤其是肾阳气，在说理乃至治疗上并不截然划分。需要注意的是"肾为水脏"，其意有二：一是《素问·上古天真论》："肾者主水，受五脏六腑之精而藏之。"《素问·六节藏象论》进一步说："肾者主蛰，封藏之本，精之处也。"这是指肾藏精，包括先天之精与后天之精。二是《素问·逆调论》："肾者水脏，主津液。"是指肾气开阖对水津的调节。对元气的涵藏，是肾在母体中就具备的有别于其他四脏的先天功能，而肾主水津，则是与心主血脉、肺主宣降、肝主升发、脾主运化一样，是脱离母体之后激发的后天功能，先后天功能同在一脏，治法同中有异。

1. 肾间动气坎为象

元气动于肾间，藏于脐下，肾五行属水，在卦为坎，《象辞》曰："坎为水。"故肾水是含藏热能生气之水，元气是封藏于肾水中的先天精元，因此，先天元气之气应作"炁"，只是本文沿袭行文惯例，未作严格区分。至阴之所含藏先天真阳，其象为坎，卦画为"☵"。居中阳爻象先天元气，本质是热能生生之气，不能妄离其位，动则为龙雷之火，虚阳浮越，火不归源，这类病证不能苦寒清泄，回阳归位是关键。如白通汤破阴回阳，引火汤导龙入海，潜阳丹补土伏火，或如附片、磁石配伍，祝氏温潜法等，随证治之，法虽不同，其目的都在使元气安居其宅。"阳不患多，贵在潜藏"，才是郑钦安在其著作中反复强调的学术精华，并非一味滥用姜、桂、附，他说："历代注家，俱未将一阳潜于水中底蕴搜出，以致后学懵然无据，滋阴降火，杀人无算，真千古流弊，医门大憾也。"（题外话，实际上，滥用温阳同样是医门大憾，谁滥了都不行。）这里的"一阳"就指先天元气，是含有热能的生生之气，作为生气之源，功在生养，不会亢盛多余，所谓热象，是真阳衰弱不能自守而妄离本位，与后天火热病证不同。"气有余便是火"是后天火热成因，缘于气机局部运行不畅导致怫热郁结，因壅滞而相对有余，不是元气果真过盛。根据怫郁轻重与亢热程度斟酌清泄与宣透，或苦寒直折，或火郁发之，或导热外出，后天火热病证治法很多，要在衰其亢盛，与治先天潜阳归元迥然有别。

肾间动气坎为象，有助于我们在临证中认识某些病证的产生机理，并提示相应证治原则，如女性更年期综合征。《素问·上古天真论》："女子……七七，任脉虚，太冲脉衰少，天癸竭，地道不通，故形坏而无子也。"也就是在女性49岁前后（一般认为多在45～55岁），肾气始衰，冲任皆虚，任为阴脉之海，真阴不足，元气因而不固，难安其宅，浮动外露，则出现头痛、头晕、易激动、忧虑、抑郁、失眠、紧张不安、情绪波动等症状，其中比较有诊断意义的是手足心烦热，此为阴不涵阳，虚火内炽之象，以及面色潮红，烘热上冲，此为元气失制脱位，从坎卦看，就是阴爻虚、阳爻动。

2. 一阳陷二阴，先天后天分

在上一节肾间动气坎为象的基础上，本节通过进一步探究坎卦的形成机理，认识先后天之理。

乾坤者，先天也，纯阴纯阳之体，卦画为"☰"和"☷"。《参同契》："先天离是纯阳之乾，坎是纯阴之坤。"即是说后天坎离，源于先天乾坤之变，《参同契》云："气机一动，乾之中爻走入坤中，坤之中爻走入乾窍，乾遂虚而为离（☲），坤遂实而为坎（☵）。"一阳陷于二阴，一阴上交二阳，纯阴纯阳，演变阴阳交合，后天坎离乃成。因源于先天乾坤，纯阴纯阳，故《医理真传》云："人秉天地之正气而生，此坎离所以为人生立命之根也。""子时一阳发动，起真水上交于心，午时一阴初生，降心火下交于肾，一升一降，往来不穷，性命于是乎立。"

　　这里要注意一个问题：《参同契》说的"气机一动"，便有先后天变化，可见"气机一动"是一个极其重要的时刻，但何谓"气机一动"并没有定论，有谓父母精血交合之时，先天阴阳相交，后天神机便立，这是以生命从无到有来分先天后天，以通俗语言说，就是精卵相会，受精完成之际，生命就具有实质意义了。笔者认为，亦可指分娩断脐的瞬间，以此分先后天，可能更具临床辨治意义。

　　张锡纯云："人之始生也，细蕴化醇，胚胎初结，中间一点动气，似有脂膜绕护，乃先天资始之气，即气海（胸中为气海，藏后天之气，此气海在脐下，外当气海穴，藏先天之气）中之元气也。此元气得母荫育，渐渐充盛，以生督任二脉；又渐渐充盛，其气冲开督脉，由后上升；复通于任脉，由前下降（内炼者所以务通督任以返先天），以生全身。迨至官骸脏腑皆备，肺能呼吸，遂接后天之根（后天之根在呼吸），而脱离母腹矣。"

借助现代医学知识可知，胎儿在母亲的子宫内成长，是靠着胎盘及脐带供给氧气和营养，肺不能执行呼吸功能，但有类似呼吸的运动，13～14周时已较明显，但这时胎儿吸入呼出的不是空气而是羊水，直到分娩时第一声啼哭，肺叶才由此展开，肺主气、司呼吸、主宣发肃降、通调水道等功能才正式激发，但从此却会被液体窒息。同理，彼时的胃也不是水谷之海，肾也不会司二便主水液，肝也没有主疏泄的功能。当分娩断脐，与母体脱离那一刻，一阳陷二阴，先天元气落入脐下为肾间动气，而后脏腑才形神俱全，各具其职，五行升降出入才圆转如意，周而复始。所以，我们熟悉并赖以指导临证的基础理论重在后天立论，理法方药大多针对后天施为。由于先后天脏腑功能不同，生理运行机制有别，故先后天治法有别。张锡纯指出："参、芪、术诸药皆补助后天气化之品，故救元气之将脱，但服补气药不足恃，惟以收敛之药为主，若萸肉、龙骨、牡蛎之类，而以补气之药辅之。"应该注意到，张氏主张元气之治在于收敛，与前面提到的回阳、伏火、温潜道理相通。

（二）元气亦后天之本，五脏为用，中土为枢

若脾因运化水谷，资生形体，而为后天之本，那么肺主一身之气，尤其是呼吸之气，须臾不能停，更不可忽略，"事实上，呼吸之气比饮食之气更重要"，学者匡调元提出"肺脾为后天之

本"。[1] 水谷、空气缺一不可，从重要性来看，确实如此，那么后天之本似应以肺脾并重才合理，但是，以脾胃为核心的中焦，有一项功能是肺所不具备的，就是它作为全身气机升降出入的枢轴，有斡旋上下，和济五脏，甚至调节呼吸的作用。《难经·四难》："呼出心与肺，吸入肝与肾，呼吸之间，脾也。"故笔者认为，如果单以中焦脾土作为后天之本，那么土枢四象就是其纳运水谷外的另一个重要原因。

然而，需要注意的是，正如上一节所述，断脐刹那，一阳陷二阴，先天元气落入脐下为肾间动气，脏腑形神始备，功能方始展开，绝不表示先天元气从此退隐不用，实际上，脏腑后天功能必赖元气激发催动，并处处受其影响支配，包括中土的枢转功能，金木水火土皆为元气所用。故知，主事者，元气也，五脏无非寄形之所，在元气不衰的情况下，取法后天，转枢中土，可调济气机升降出入；若元气衰败，则仅治中土必然力所未及，须从根本治。笔者于开篇首论肚脐位置在中下焦之分野，意在说明，正因这个位置的特殊性，先天元气才因而藏于下焦肾水以为窟，同时寄形于中土而为枢，因此才能贯通先后天而为一身之本。元气运行，以水火立极，中土为枢，周流全身，升降出入间，五行乃成。

---

[1] 匡调元."心肾为先天之本和肺脾为后天之本"探要.中华中医药学刊，2013，31（12）：2777-2779.

五行升降出入：源于神话的启示

洪水滔天，鲧窃帝之息壤以堙洪水，不待帝命。帝令祝融杀鲧于羽郊。鲧复生禹，帝乃命禹卒布土以定九州。禹娶涂山氏女，不以私害公，自辛至甲四日，复往治水。

——《山海经》

一、从治水、治国，到治医

本篇首先要回答《阴阳不二》篇中曾提到的一个问题："土"果真"克水"吗？

其实答案早就摆在那里。

"鲧禹治水"的神话早已耳熟能详，只是它给我们的启示未必领悟。

故事本身不需赘述，看点在鲧、禹截然不同的治水方法上。

《山海经》记载："洪水滔天，鲧窃帝之息壤以堙洪水。"堙就是堵塞，可见，鲧用的是水来土掩、针锋相对的办法，因为他手中有息壤这张王牌。息壤是神土，水有多高，它就能长多高，但反过来，息壤有多高，水也能涨多高，所以鲧失败了。措施不当，源于指导思想的谬误，就算神物在手，也挽救不了这种来自源头的危害。

禹则用了与鲧相反的方法，逢山开山，遇洼筑堤，疏通水道，引洪入海，主要指导要思想是"疏导"，具体方法是先深入调研，审时度势，《史记·夏本纪》载："左准绳，右规矩，载四时，以开九州，通九道，陂九泽，度九山。"然后因地制宜，因势利导，开通九条山脉道路，疏导九条大河，《史记·夏本纪》："道九山：汧及岐至荆山，逾于河……汶山之阳至衡山，过九江，至于敷浅原……道九川：弱水至于合黎，余波入于流沙。道黑水，至于三危，入于南海……道雒自熊耳，东北会于涧、瀍，又东会于伊，东北入于河。"在正确的方针下，有序地开展工作，必然成功，《史记·夏本纪》："于是九州攸同，四奥既居，九山刊旅，九川涤原，九泽既陂，四海会同。"

鲧、禹治水得到完全相反的结果，表面看是因为两人采取的方法不同，但方法取决于理念，更深一层来看，理念的差异本质上是世界观不同。以土克水，鲧显然践行的是斗争哲学，而禹则顺应水性趋下的本性，进行疏导而不是围堵，这是一种"和"的理念。值得玩味的是，根据《史记·夏本纪》记载，大禹在治水的过程中，还顺带收服了四方诸侯，平定洪患时，也使得九州统一，四海朝觐，天下归心，正如江河入海，孟子云："民归之犹水之就下。"我国作为农业大国，治理水患与定国安邦休戚相关，常为历朝施政重点，"善为国者，必先除水旱之害。"我们熟悉的名言"水能载舟，也能覆舟"，便是以水喻民的治国警训。把治国比作治水，是否滥觞于大禹治水这一传说，实难考据，但从中可以看出，大禹所秉持的理念，可用于治水，也可大到用于治国，未尝不可用于治医。

于是，回到最初的问题，如果土不克水，何以治疗水液为患的病证？

还是那句话，其实答案早就摆在那里：审时度势，因地制宜，因势利导。

《素问·经脉别论》："饮入于胃，游溢精气，上输于脾。脾气散精，上归于肺，通调水道，下输膀胱。水精四布，五经并行，合于四时五脏阴阳，揆度以为常也。"

这段话通常被认为是对人体水液代谢的高度概括，后世论治水液病也因此多从肺、脾、肾三焦立论，如《类经·藏象类》："上焦不治，则水泛高原；中焦不治，则水留中脘；下焦不治，则水乱二便。"《景岳全书·肿胀》："凡水肿等证，乃肺、脾、肾三脏相干之病。盖水为至阴，故其本在肾；水化于气，故其标在肺；水唯畏土，故其制在脾。今肺虚则气不化精而化水，脾虚则土不制水而反克，肾虚则水无所主而妄行。"

《素问·汤液醪醴论》提出"平治于权衡，去菀陈莝""开鬼门，洁净府"等治则，《金匮要略·水气病脉证并治》则给出了具体治法，并予详尽的脉证方药："诸有水者，腰以下肿，当利小便；腰以上肿，当发汗乃愈。"审度病位，根据水液积聚部位的特性，顺势导引，排出体外，此即因势利导之法也，与大禹"开九州，通九道"如出一辙。

可见，治水之要在运化和疏通，气化则水行，历代治水良方莫不如是。

气化之要，一在于元气虚实，张景岳就曾批评俗医不辨虚实，滥用逐水利水之剂："果系实邪，则此等治法，诚不可废，但必须审证的确，用当详慎也……但彼不顾人之虚实，不虑人之死生，惟以见效索谢而云，不知随消随胀，不数日而复，胀必愈甚……"如阳虚水饮泛滥，可予《伤寒论》苓桂剂，通阳化气，化气行水，阳虚若甚，可径用真武汤；治气虚风水，有防己黄芪汤；肾虚水肿有济生肾气丸；脾虚湿盛，有实脾饮等，如此种种，皆是针对气虚，气化不利。

其次是气机通滞与否，《济生方·咳喘痰饮门》："人之气道贵乎顺，顺则津液流通。"若正气无虚，唯气机升降出入运转郁滞，以致气滞水停，郁于表，有大青龙汤、越婢汤发之；聚于中，有小半夏汤、苓桂术甘汤散之；滞于下有四妙散、鸡鸣散导之。更有三仁汤三焦同调的范例，其中杏仁宣展肺气，通调水道，便是关键。这类治法针对气滞，气化不利。

笔者在临证中即是遵行上述原则，取效有验。现摘录笔记两则如下：

2012 年 4 月 25 日，治一女性患者，头面及下肢浮肿，素有喘症，舌苔略腻，脉浮滑有力。方：

麻黄 12g　荆芥 10g　防风 10g　杏仁 15g　姜半夏 20g　桑白皮 15g　白术 15g　茯苓 20g　泽泻 20g　苡仁 30g　木瓜 18g　地龙 20g　泽兰 30g　川牛膝 15g　腹皮 15g　生姜 3 片

一剂肿消。

2015 年 7 月 24 日，治刘某，女，68 岁。癃闭，脸面及双下肢浮肿，病两年余，每日必服利尿西药，否则小便必点滴不下，不可一日或停，因长期服利尿药，目前不得不配补钾药同用。舌略红，苔薄黄腻。患者于 7 月 14 日初诊，予越婢汤合四苓汤，3 剂，病无进退。7 月 17 日二诊，因有咳嗽，又诊得脉象寸弱无力，予止嗽散加黄芪，3 剂。7 月 20 日三诊，咳嗽止，小便较前为利，浮肿有减，乃细诊其脉，寸脉沉弱明显，并伴气虚乏力，此为一诊所忽略之关键，予补中益气汤加砂仁、丹参、茯苓皮，3 剂。复诊，述服上方，两年多的利尿药已停，小便正常，浮肿虽减仍有，续进。

体会：此案一诊用越婢汤，意欲提壶揭盖，但此法用于正气不虚、上焦气闭、水道不调的情况，由于忽略脉诊，立法有误，故不效。三诊从脉诊立法，用补益剂取效，故知不可见病治病，而当治人；不可见水利水，而当治气，气化则水化，而气化之要在气之盛衰，及气之升降出入。

另有一例与上述表现相反，二十余年夜尿频多，一诊见效，未用一味缩泉固摄药，也是从调复气化入手，详见《医案篇》。

在上面相关论述中，唯张景岳提到"水唯畏土，故其制在脾""脾虚则土不制水而反克"，似有"土克水"之意，但联系原文上下语境，"脾制水"与"肺化水""肾主水"，其实说的都是一回事，即以气化水，以气行水，只是各脏用药有异而已。"肺化水"考虑麻黄、杏仁、桑白皮等调节宣降，通化水道；"脾制水"考虑苍白术、半夏、生姜等健运中枢，散水利湿；"肾主水"考虑附片、肉桂等温肾助阳，蒸腾气化，本质均是调复气化，化气行水。同样在《景岳全书·肿胀》的后文中，张景岳也明确指出："凡治肿者必先治水，治水者必先治气，若气不能化，则水必不利。"所以，不论从正面看，还是反面看，"土克水"都是一种模糊的概念。

假若不从正邪分争的病理看，而从生克制化的生理看，一行过亢，所不胜以制之，是为"克"，那么"土克水"吗？试看宋代严用和之论："水肿为病，皆由真阳怯少，劳伤脾胃，脾胃既寒，积寒化水。盖脾者土也，肾者水也，肾能摄水，脾能舍水，肾水不流，脾舍湮塞，是以上为喘呼咳嗽，下为足膝浮肿，面浮腹胀，小便不利，外肾或肿，甚则肌肉崩溃，足胫流水，多致不救……治疗之法，先实脾，脾实则能舍水，土得其政，面色纯黄，江河通流，肾水行矣，肿满自消……"从五行制化生理来看，土不但不克水，反而是脾肾两脏必须相协相助，才能完成气化，何来克伐制约之说？

严用和云："人之气道贵乎顺，顺则津液流通。"笔者以为，这个"顺"不只是指气机顺畅通调，更深一层的意思是指气化的顺接、顺承，从而体现整体的圆通流转。譬如上述中"肾能摄水，脾能舍水，肾水不流，脾舍湮塞"，就是脾肾功能失调，脾土肾水气化不能顺承，因而为病，"土得其政，面色纯黄，江河通流，肾水行矣"，即是水土两脏不仅各自气化如常，且两相顺接，方为常态。故笔者认为，水土气化顺承，以至五行气化依时、依序顺承接续，从而体现五行气化一体的整体性，是为五行之旨，何以使然？其要"一"也。

二、一气化五行

（一）五行与五行生克

从上一章"大禹治水"的传说中可以得知，大禹治水没有重蹈"土克水"的覆辙，那么大禹是否通晓五行之说呢？答案是肯定的。笔者把《尚书·洪范》关于五行的内容引录如下：

我闻在昔，鲧陻洪水，汩陈其五行。帝乃震怒，不畀洪范九畴，彝伦攸斁。鲧则殛死，禹乃嗣兴。天乃锡禹洪范九畴，彝伦攸叙。初一曰五行……五行：一曰水，二曰火，三曰木，四曰金，五曰土。水曰润下，火曰炎上，木曰曲直，金曰从革，土爰稼穑。润下作咸，炎上作苦，曲直作酸，从革作辛，稼穑作甘。

九畴是传说中天帝赐给禹治理天下的九类大法，可见禹是掌握五行学说的，但是他却没采取后世通行的"土克水"来治水。而对主张"土克水"的鲧，原文批评"汩陈其五行"，汩，训"乱"，即是说鲧不但不解五行说，反使其乱，因而"帝乃震怒，不畀洪范九畴"。畀，给予。可以看出，以"土克水"的理念解读五行，是与当时的五行本义相悖逆，还有一点决不可略过，《尚书·洪范》从头到尾都没有"五行生克"的相关文字和示意。

根据张其成先生的观点，五行相胜说的最早文献记载是成书于战国时代的《逸周书》中的《周祝》："陈彼五行，必有胜。"[1]最早记载完整的五行相胜顺序的是春秋末期的《左传》，而五行相生说则为邹衍首次提出。学者贺娟认为："五行思想的形成经历了一个漫长的过程，最早先出现五行的概念，继而再出现五行生克关系说，五行与五行生克说的起源是不同的。五行的概念形成于夏商之初……发展至春秋战国……又形成了五行的相生相克的内容。"[2]可见，五行说产生于西周之前的夏商时代，甚至更久远的上古时期，最初内容不包括生克内容。五行相生相克的理论成熟于春秋战国时代，以邹衍"五德终始"为代表，多少都受彼时社会、政治、军事等思想的渗透，譬如《孙子兵法·虚实篇》就有"故五行无常胜"的记载。此后，凡在五行学说解读下的人事物理，无不赋予生克属性，而成书于此时的医学经典《黄帝内经》不可能不受影响，所以，五行学说自引入医学以来，就自带生克内容，以至于一提到"五行"，头脑中立即反应出"木火土金水相生""水火金木土相克"，一旦与脏腑对接，形成五行脏腑学说，从脏、腑，到形体、官窍，均纳入五行生克之内，优点是规范化的五行脏腑系统极具条理性，眉清目朗，临证中有按图索骥之便，"有者求之，无者求之"，而缺点也在于此，囿于模式，就会不可避免地使活泼泼的辨证论治僵化。譬如前面说的"土克水"，临证实际中远非如此，治

---

[1]张其成.中医五行新探.北京：中国中医药出版社，2017.

[2]贺娟.论五行学说的起源和形成.北京中医药大学学报，2011，34（7）：440.

水之法甚众，即使《素问·经脉别论》那段著名论述也是难以赅括的，虽然肺、脾、肾三脏至关重要，然而只是言其大概，借用《内经》一句话："五脏六腑皆令人咳，非独肺也。"进而言之，何病不如此？所谓"见肝之病，知肝传脾，当先实脾"只是一种可能，而非必然，辨证论治之要在"观其脉证，知犯何逆，随证治之"，拘于任何系统模式而印定眼目，均无异作茧自缚。在五行生克论的统治下，也有些许非主流观点，如《素问·太阴阳明论》："岐伯曰：脾者土也，治中央，常以四时长四脏，各十八日寄治，不得独主于时也。脏者常着胃土之精也。土者生万物而法天地，故上下至头足不得主时也。"但这一隙微明却在"木克土，土克水"众口一词中湮于无形。

其实仔细体会五行脏腑学说，它对五行学说的吸收，最主要、最切实用的部分是，撷取其五行属性，然后依五行属性对脏腑、形体、官窍进行分类，在具体的临证运用中，并没有真正把生克模式套用到脏腑中去，或者说只是应用了极小部分，比如金水相生、佐金平木等，何以故？笔者以为，恐怕是因为经不起推敲之处太多。譬如，若相克是制约其亢盛的话，木克土，土爱稼穑，何谓土行亢盛？如果硬要套用五行生克来指导临证运用，那就不得不在原有的生克内容中大刀阔斧地改进，比如《石室秘录·论五行》便有以下发挥："五行火木土金水，配心肝脾肺肾，人尽知之也。生中有克，克中有生，生不全生，克不全克，生畏克而不敢生，克畏生而不敢克，人未必尽知之也。"内容增加不少，关系因此更加复杂微妙。

在笔者看来，这无非是在填补漏洞以维护旧论，结果却是剪不断理还乱，从今又添一段新愁，反而变相否定原有的五行生克。

种种质疑最后必然指向最关键的问题：五行学说（特指五行生克说）足以指导临床吗？除了传统五行生克乘侮关系外，张其成先生归纳出："五行-五脏的关系至少有顺生、顺克，反生、反克，自生、自克，生变克、克变生，生中有克、克中有生，一脏含藏五脏等十一种关系……"但是，"即便是这十一种关系，也难以全面精细地反映五脏之间的复杂性关系。"最后他总结道："因此无论是'五'的分类还是五行之间的各种关系最终都是不足的。"这一论断符合临证事实，前面通过"土克水"已有证明。反观《尚书·洪范》中的五行内容："水曰润下，火曰炎上，木曰曲直，金曰从革，土爰稼穑。"显然是对自然世界的直观描绘，没有弯来绕去的思辨，所谓"大道至简"，至简则至真，与其迷失在机械的生克乘侮中，不如老老实实地从其本义解读。

（二）元气周流下的五行升降出入

《尚书·洪范》关于五行的描述，文字简朴，但简朴不等于简陋，其意深焉。

从构词规律看，"润下，炎上，曲直，从革，稼穑"都属联合构词法，即由两个相同、相近、相关或者相反的语素并列组合而成，这是为保持语言文风的一贯性。

　　"润"与"下""炎"与"上"，是语意相关的联合构词，是"润"且"下"和"炎"且"上"的意思，"润"与"下""炎"与"上"是并列关系，不是动宾结构。"润"即润泽，是阴的性质；"炎"即温热，是阳的性质，水有质而火无形，故说"阳化气，阴成形"。人以水火立命，是因水为有形基质，火是无形热能，在各种生命要素和必要条件中，水与火是最根本的要素和最基本的条件。"下"与"上"本是表方位的名词，但在此处的联合构词法中，作动词用，表示趋上与就下。"水火者，阴阳之征兆也。""润下"和"炎上"同时表述了水火的阴阳性质和运动方向，故说："阴阳以水火立极。""极"，有端点、极致之意。"水曰润下"，是阴中之阴；"火曰炎上"，是阳中之阳，即是说水火是阴阳处于相对稳定（相对于金和木）的两种极致状态，在方位上分处上下两端。此外，"立极"之"极"还可引申为准则、法度，即是说，水火立极除了是生命运动需要达到的一种最佳状态，还是一种生命运动必须遵从的法则。唐容川云："人之一身不外阴阳，阴阳二字即是水火。"《医道还原》则曰："阴阳贯乎万象，水火运于两间。"

　　对比词根为并列关系的"润下"和"炎上"，"曲直"与"从革"则是语意相反的联合构词。"曲"与"直"对，"从"与"革"对，"反者，道之动也"，这种构词特点表示，"木金"相对"水火"来说，更侧重于对运动变化过程的描述。木是阴中之阳，金是阳中之阴，阴阳倚伏主乎动，"动则变，变则化"。水火立极是一种相对稳定的最佳状态，但要达到水火立极的状态，不可一蹴而就，水升火降的运动时刻不停地进行着，但不是水与火直升直降，也不是水与火突变转化，这个过程是量、质、升降出入运动的渐变，表现为木的"曲直"，金的"从革"。所以，水升火降通过木升金降的形式进行量变，达到水火立极的质变，形成水火交济的状态。

但是，若只把"曲直"解读成"能曲能伸"，进而引申为"生长、升发、条达"仍是未尽其意。首先，不能因木主升发而抹杀原本平行存在，但语义相反的木"曲"；其次，既曰"曲直"，则木在何时何地"曲"？而又在何时何地"直"？"从革"的问题就更多一些，除了同样的疑问，金在何时何地"从"，而又在何时何地"革"之外，尚需解答金"从"谁，又"革"谁？而把"从革"笼统解读为"变革"，把土或矿石冶炼成金，不但粗陋浅表，而且明显解释不了金如何"从"。且，土生万物，又何尝只是"生金"？而"土爰稼穑"显然与其他四行不同。首先，"爰"是否可训为"曰"，有待商榷；其次，"稼穑"在升降出入内没有特定的方向性，如果金木水火已完成升降出入运动，则土行在整个活动中又有何重要意义？

然而在这一切问题之前，还有一个最重要、最根本的前提应当首先明确下来，之后才能逐一讨论上述种种问题。

根据前面对"水曰润下，火曰炎上，木曰曲直，金曰从革"的理解，可以初步认为，水火立极，木升金降，本质上是阴阳的升降出入运动，如果把这个运动看作一个整体，就可以明显看出水、火、土、金、木只是阴阳在不同阶段，不同部位的不同状态表现，但这只是表象，而不是本体，认识这个运动本体，才是理解五行升降出入的基本前提，前提不明，后续无从谈起。

五行本体是什么？

《尚书·洪范》："初一曰五行，次二曰敬用五事，次三曰农用八政，次四曰协用五纪，次五曰建用皇极，次六曰乂用三德，次七曰明用稽疑，次八曰念用庶征，次九曰向用五福，威用六极。"

九畴是天帝赐予大禹用以治理天下的九种大法，要治理天下，首先要认识天下，然后才能谈到具体措施，五行居九畴之首，正是先贤对民众赖以生存的天地自然状况做出的高度概括。

而其天地何如？"天地之大德，曰生。"且看天地如何贯彻这生生之意。

"土爰稼穑"，春耕为稼，秋收为穑，稼穑指代农事，天地之中，土以稼穑之能为万物及人立命之本，故笔者赞同"爰"训"援"，《说文解字注》："引也，此与手部援音义皆同。"有借助、仰仗、依赖的意思，所谓"土者生万物而法天地"。因此，土爰稼穑没有特定方向，而主四方；没有特定主时，而主四时，"脾者土也，治中央，常以四时长四脏""水曰润下，火曰炎上，木曰曲直，金曰从革"则是对六合之内气机升降出入，具有方向性的描述。土为立命之本，其他四行为气化之变，正是这一生生之气周流不息，变动不居，万物才得以生长化收藏，生命才能生长壮老已。所以，五行升降出入是一元生气的运动模式，在这过程中，一气动则分阴阳，阴阳运动以升降出入为基本方式，以阴阳和升降出入为基本内容的一元气，在不同时段、不同部位，各名木、火、土、金、水，由于一气化五行，一体五象，一气贯之，故每一行都包涵其他四行，每一行的外在表象都是五行合力的结果。《春秋繁露》云："天地之气，合而为一，分为阴阳，判为四时，列为五行。行者，行也。其行不同，故谓之五行。"《云笈七签》："五气混一，一既分元，列为五气，气出有象，故曰气象。"为便于阐说，笔者按个人理解，草拟"气化升降出入图"借以说明。

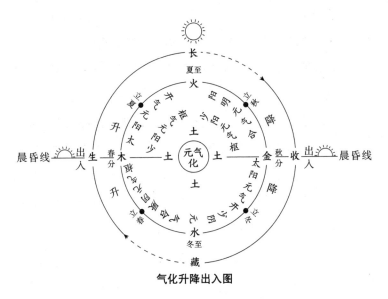

气化升降出入图

人以天地之气生，四时之法成，在《阴阳不二》篇中曾探讨过，一元生气是以热能为标志，天地动态热平衡为主要内容的各种生长要素的合力，而这个动态热平衡是由太阳辐射和地球辐射的差额形成，太阳辐射的强弱与太阳高度角有关，即太阳光的入射方向和地平面之间的夹角，当太阳高度角为 90° 时，此时太阳辐射强度最大；当太阳斜射地面时，太阳辐射强度就小。太阳与地球的相对运动是一元气形成及周流变化的根本原因，是风雨寒暑，时令变化，以及众生荣枯，物候变迁的始动因素，从这些规律中总结出的二十四节气，是指导农事的历法依据，是"土爱稼穑"至今仍须遵从的法则，也是一元生气阴阳变化及升降出入运动的规律，与万物休戚相关，不可不察。

　　二十四节气是根据地球在黄道（地球绕太阳公转的轨道）上的位置变化而制定的，每一个分别相应于地球在黄道上每运动 15° 所到达的一定位置，它是一元气阴阳变化和气机升降出入运动在时间上的体现，其中"二至二分"与"四立"尤其重要，它们分别是一元气阴阳变化和升降出入的节点，是生长化收藏的始末标志。

　　以二至为分界，从冬至到夏至是升的过程，从夏至到冬至是降的过程。从出入态势看，则以地面为分界，元气在地表以上的状态统称"出"，在地表以下的状态统称"入"。因为既言"出入"，则必有一定界划标准，好比说出入某处，必有关口、门限等界限标志，气机出入亦然。《素问·阴阳离合论》："天为阳，地为阴。"天地作为最大的阴阳实体，以土为界，地上为阳，地下为阴，阳动阴静，阳散阴敛。从冬至到春分，元气虽主生升，但闭藏在地表以下，仍处于"入"的状态，相应地，从夏至到秋分，元气虽主敛降，但仍活动于地表以上，仍处于"出"的状态，故阴阳分出入，出入有升降。笔者在《阴阳不二》篇"阴阳，升降出入之变"一章中曾提到过阴阳各有升降，就是此意。升降出入之中，土为转运之枢，亦为阴阳之界。黄元御云："阴阳异位，两仪分焉，清浊之间，是谓中气，中气者，阴阳升降之枢轴，所谓土也。"以土为枢，可以斡旋上下，但只有认识到以土为界，才知土有托举和伏藏之能，从而有升阳托里之法，亦有补土伏火之用；要知道托举的是元气，伏藏的是真火，这就不仅仅是枢轴的作用，而是界划阴阳的份量。

空间上，以土为界分阴阳，时间上则以春分、秋分为限。春秋二分是二十四节气平分阴阳的时点，《月令七十二候集解》："二月中，分者半也，此当九十日之半，故谓之分。秋同义。"《春秋繁露·阴阳出入上下篇》："春分者，阴阳相半也，故昼夜均而寒暑平。"秋分语同。春分点，太阳位于黄经 0°；秋分点，太阳位于黄经 180°，此两点，阴阳平衡，寒热均分，昼夜等长，元气热能的分布地面与地下均等。相对春分、秋分，冬至日，太阳运行至黄经 270°，就处于北半球的我国而言，是全年正午太阳高度角最小的一天，辐射总量最小，夏至日，太阳运行至黄经 90°，太阳高度角最大，日辐射总量最大，但是一年中最冷的却是大寒，最热的是大暑，因为除太阳辐射外，还必须考虑地球的辐射和储热，所谓"天地合气，万物自生"，因此冬至降已而升，是一阳始生之机，但元气真正开始升发是在立春；夏至一阴生，元气升已而降，但真正沉降是从立秋开始。

1. "木曰曲直"

由上述可知，元气运动的生机，从冬至开始，但冬至仍处于元气封藏的状态，直到立春，元气从封藏始变升发，故从冬至到立春，坎水中一阳萌动，及至立春始则由木气升发主事，但从立春到春分，木气仍郁于地表以下，笔者认为"木曰曲直"之"曲"应指这个时段的木气状态，虽主升发，但"曲"于土下，故曰阴中之阳。从春分始，木气升发于地表以上，这个时候万物当破土而出为顺，在此之前当为破土做准备，于是春分之前的惊蛰有"过了惊蛰节，春耕不能歇"的说法，耕地翻土，是为引生生之气达于地表而催生万物，地表之上木气曰"直"。

木气皆主升发，但"曲""直"毕竟有异，笔者临证体会，土之下的病证（不只是指病证表现部位，更指病机），从土界划阴阳看，其位属阴，如男性阳萎、早泄，女性月经失调、不孕不育等，不妨从木曲于下，生发不及，或曲甚郁发等角度论治，这也是为何女性情绪不良者有碍经带胎产、男性性功能障碍未必均从补肾论治的原因。包括曾经的肝木克土病证，如腹胀、腹痛、鸣泻等，笔者多从逍遥散、痛泻要方的结构考虑，而对逍遥散的认识，笔者不遵传统的肝郁血虚脾弱的脏腑病机或五行生克，而从木曲土下的气化看。由于立春之木气直接受承于肾中坎阳萌动，木曲不升，要注意配合补助元阳，笔者也常用四逆散加肉桂、淫羊藿、巴戟等治疗该类疾病，若郁极而发，譬如早泄、带下，而脉沉滑有力者，则当去温补，加黄柏等苦泄，合龙骨、牡蛎等散中寓敛。从气化论治，自觉比单纯用补肾温阳，或清热泻火效果更好，当然前提是必须从舌、脉、证上察得木曲之征，尤当重视尺脉及沉取的脉息。

2. "金曰从革"

《素问·四气调神大论》："春三月，此谓发陈。"发陈即元气升发，推陈出新，即是说从立春到谷雨这三个月，木气主令，主升发，是生长化收藏中的"生"。及至立夏，"夏三月，此谓蕃秀"，蕃秀，繁茂秀美，万物苗壮，是谓"长"。夏至元气升已而降，一阴始生，而具敛降之机，但真正沉降是从立秋开始，一直到立冬，气机都在敛降，从立冬始，则由水气主令，而行封藏之职，故立冬到立春由水气封藏主事，其中冬至元气沉降最深，是封藏最固之时，同时也是一阳萌动之际。在这个过程中，金主肃降是在立秋至立冬这个时段，但是其中又有分别。从立秋到秋分是金气顺从元气升已而降之性，故称"从"，地表之上属阳位，其性肃降为阴，故金为阳中之阴。秋分以后，元气降于地表以下阴位，故秋分以前，地面热能多而地下热能少，秋分以后则反之，阳主动，从阳位变居阴位，故金气有鼎新革故之能。这里须与木气主升对比，木气从地下的"曲"到地上的"直"，经春分而有阴阳之变，但这一过程是一直顺应元气的生长之性，故不曰"革"，而地表以上的阳热若要敛降至地下阴位，量变且质变，并且从方向上看是逆生长而行，则金气非具肃杀之力不可，故曰"革"，有革新、变革之意，而不只是一般意义上的改变。

试以失眠为例，略谈阴阳五行升降出入的临床运用。

我们说失眠的病机是"阳不入阴"，阳入于阴则寐，反之则失眠。阴阳以水火立极，《医道还原》："阴阳贯乎万象，水火运于两间。"而水火运行，郑钦安是这样描述的："子时一阳发动，起真水上交于心；午时一阴初生，降心火下交于肾，一升一降，往来不穷，性命于是乎立。"这句话是从水火阴阳论立命，其升降出入之理亦可用于指导失眠病的辨治。《灵枢·卫气行》云："阳主昼，阴主夜。"阳出于阴则寤，即坎中一阳生，木气升发于晨昏线上则为阳，午时一阴生，火气升已而降，初具敛降之机，至金气主事，则以其肃杀之性，降于地表之下，是为革阳入阴，敛降之后，须藉水气封藏，元气始安。从这个过程看，结合临证体会，笔者认为，失眠即阴阳水火升降失序，最终要落在"藏"字上，而元气欲"藏"，一是火气须有敛降之意，二是金气须有肃杀之力，三是水气须有封藏之德，实际上还须土气施行枢转伏藏之能事，因此，笔者常用方是温胆汤合交泰丸，其中尚事加减。因在临证中，笔者发现虽然都是失眠，却有分别，有的失眠是睡意全无，另一些则是有睡意却难以入眠，眠则梦多易醒，当然兼见者更多。根据上述理论，对无睡意者，加重黄连，或合黄芩，苦泄降心火；对有睡意而难以入眠者加麦冬、百合助金气之肃降，或加五味子既敛土上金气以顺其"从"，同时五味子酸收入肾，助金气入土，"革"阳入阴，并顺接肾水封藏；对腑气不通而致金失肃降者，莱菔子、槟榔，甚至大黄在所当用；对梦多者加生地、熟地、女贞子等以襄水气封藏之能。

另如图示，升降相因，如环无端，故阳不入阴之治并非一味敛降，若因木气失于升发而无所降敛，脉见沉紧或弦，柴胡、麦芽等当随证选用；若木气失于升发是源于坎水一阳生机不足，脉见沉弱，尺脉尤甚者，则附片当为首选。笔者曾治一 20 余年顽固失眠，除彻夜难眠，没有更多兼证可辨，舌淡红苔薄白，脉沉弱，诸药无效，无奈之下，拟方：

黄连 3g　肉桂 2g　半夏 12g　枳实 10g　茯苓 15g　白术 10g 附片 6g　熟地 10g　柴胡 5g　龙骨 15g　牡蛎 15g　五味子 10g 麦冬 10g　太子参 10g　炙甘草 6g

木火土金水同调，升降出入枢兼治，生长化收藏俱足，可谓一锅混沌汤，假兼备以幸中，不得已而为之，但确实起效了。

笔者曾说："囿于任何系统模式而印定眼目，均无异作茧自缚。"上述对失眠病机的分析，只是笔者零散体会，一个理论上的模式，不可死套。首先，"知犯何逆"，必须"观其脉证"为先，以实实在在的舌、脉、证为客观依据，而不是动辄把应变无穷的活法先僵死在既定套路上。其次，上述阴阳升降出入的论述，也只是大概轮廓，"阳不入阴"是言基本病机，而欲"先其所因"则务须辨证。如《灵枢·营卫生会》就有一段关于失眠的精彩论述："黄帝曰：老人之不夜瞑者，何气使然？少壮之人不昼瞑者，何气使然？岐伯答曰：壮者之气血盛，其肌肉滑，气道通，营卫之行，不失其常，故昼精而夜瞑；老者之气血衰，其肌肉枯，气道涩，五脏之气相搏，其营气衰少而卫气内伐，故昼不精，夜不瞑。"这是元气运行通路郁滞，导致阳不入阴。根据这段理论，对久治不效，而病犯其逆者，笔者常于上方加川牛膝、桃仁，甚至蜈蚣，或者径用血府逐瘀汤，畅通升降出入之道路，并未直接在升降出入上用力，《内经》半夏秫米汤亦是此意，当然半夏除化痰散水，以遂通路外，该药生于夏三月之半，夏至前后一阴始生之际，得升已而降之气，功能降逆和胃，降自戊土始，此又土为枢之意也。

（三）土为枢

枢，枢轴，中枢，枢纽。要理解土为枢，须同时理清另一个概念：中气。

《四圣心源》："水、火、金、木，是名四象，四象即阴阳之升降，阴阳即中气之浮沉，分而名之，则曰四象，合而言之，不过阴阳；分而言之，则曰阴阳，合而言之，不过中气所变化耳。"从黄元御这段话来看，阴阳升降出入而有水、火、金、木四象，本质都是中气的变化，但是，他把中气直接等同于土："中气者，阴阳升降之枢轴，所谓土也。"笔者认为有拔高土行之嫌。诚然，土位在中，有枢转上下、升举伏藏之能，但真正主事者却是元气，这一点在《物成于三》篇"元气亦后天之本，五脏为用，土为枢"一节中论及，土虽生万物，真正主生者，还是元气，土气不过催化促进而已。譬如一粒腐坏的种子，生气全无，无论怎样也不能从土中发芽抽枝，故云"土爰稼穑"，而非"土主稼穑"。"爰"本有依赖、仰仗、援引的意思，当分两层看：第一层，土只是作为载体或枢纽，援引、假借稼穑之能，比如，要实现稼穑目的，在整个农事活动过程中，还须得时令气候之助，也就是通常说的"看天吃饭"，这显然在土的功能之外了，故土不能主导稼穑，只能引援、借巧；第二层，万物依赖、仰仗土气才得以生长。综合这两层意思，土不是稼穑之主，土生万物只是针对后天既成后，进行补给。"土爱稼穑"尚且如此，其他四行则更非主事者，实际上，本义就寓于题面，"水曰润下，火曰炎上，木曰曲直，金曰从革"，"曰"是"称为""叫作"的意思，古人用字极其精准，这个"曰"字很形象地道出，水、火、木、金四行也仅仅是一种表象，我们把"润下""炎上""曲直""从革"这些现象称作水、火、木、金，只是一个命名，一种说法，并非本体。

由于黄氏直接把中气等同于土，就很自然地得出后面"土为四象之母，实生四象"的结论，那么是否四象由土生，四脏由脾胃生？母体腹中，胎儿通过脐带由母体元气孕育；出生断脐前，脏腑形质业已俱全，却无升降出入之能；分娩断脐时，一阳落于二阴之际，才形成或激发水升火降、金木圆转、土枢中央的生命模式。之所以称脾胃为后天之本，一是言其纳运水谷精微以为后天之资，经曰："脾者土也，治中央，常以四时长四脏。"指的就是脾土在后天充养脏腑百骸，但决不是说土具有先天化生形质之能；二是言其位居中央，有枢转上下之能，但所谓枢轴，无非传递动力之纽带，并非动力本身，譬如车轴，虽能带动车轮滚动，却并不是始发动力所在。实际上，在黄氏论述中，也意识到这点，中气也并非完全等同后天脾胃，但仍未彻底廓清。《四圣心源》："阴阳肇基，爰有祖气，祖气者，人身之太极也……祖气之内，含抱阴阳，阴阳之间，是谓中气，中者，土也。"这里的"中气"颇有"二生三，三生万物"之意，是阴阳运动到最佳状态，在这个阶段，脏腑尚未成形，这时的"中气"明显不是脏腑既成后的中焦脾胃之气，虽然将在后天寄形于土，但在论先天化生之时，"中者，土也"四字如同蛇足，徒添蒙昧，以致历来多把"中气"理解为后天中焦脾胃之气。笔者认为，原因之一，可能与脾胃为后天之本的重要性有关，但却忽略了先天后天的区分，毕竟枢转四象与化生四象不同；其次，可能与两者位置重叠有关。在上篇"一源三歧"一节中，笔者指出肾间动气在脐下，"下"作"内"解，正是中焦、下焦的分野处。先天元气自断脐后，即藏守于此，譬如坎水中爻，先天一阳不可妄动，又因寄形中下焦之间，其后天之为用，则直接主事中土枢转四象。水藏而氤氲化物，土运则周流不息，水土合德，世界大成。

『守一，法阴阳，参变升降』下的寒温解读

　　以古老的典籍为源头，上千年的伤寒、温病学术史，可以说是一条波澜壮阔的大河，由每一位致力于此的医家，每一次灵光闪现，每一个超卓识见，汇聚而成，所谓滴水藏海，芥子须弥，铺展开来，无不可独列成册，尺简之内又岂能尽识其要。本篇只是笔者的学习体会，一孔之见。

　　《伤寒论》条码参李培生主编、刘渡舟副主编的五版教材《伤寒论讲义》。某些问题上，寒温需比对印证，故并一篇。

伤寒篇

一、《伤寒论》之谜

《伤寒杂病论》（本书重点讨论《伤寒论》部分，以下均简称《伤寒论》）在中医学里是怎样一种存在？我们随手摘引几位医家的评议便知一二。

晋代医家皇甫谧评曰："汉·张仲景论广伊尹《汤液》为数十卷，用之多验。"药王孙思邈在《千金要方》里因"江南诸师秘仲景要方不传"而深以为憾，晚年得窥大论后，于《千金翼方》中感叹："尝见太医疗伤寒，惟大青、知母等诸冷物投之，极与仲景本意相反，汤药虽行，百无一效，伤其如此，遂披《伤寒大论》，鸠集要妙，以为其方，行之以来，未有不验。"

自宋代始，《伤寒论》更是倍受推重，仲景地位明显高出诸家，多以"祖""圣"等尊称之。作为全面注解《伤寒论》的第一人，成无己认为："自古诸方，历岁浸远，难可考评，惟张仲景方一部，最为众方之祖……特为枢要，参今法古，不越毫末，实乃大圣之所作也。"朱肱《类证活人书序》："伤寒诸家方论不一，独伊尹、仲景之书犹六经也，其余诸子百家，时有一得，要之不可为法。"许叔微则云："论伤寒而不读仲景书，犹为儒而不知有孔子六经也。""寒凉派"医家刘完素于《素问玄机原病式序》中称："仲景者，亚圣也。虽仲景之书未备圣人之教，亦几于圣人。""补土派"医家李东垣在《内外伤辨惑论》中指出："易水张先生云：仲景药为万世法，号群方之祖，治杂病若神。""滋阴派"医家朱丹溪《局方发挥》："仲景诸方，实万世医门之规矩准绳也，后之欲为方圆平直者，必于是而取则焉。"至明代方有执《伤寒论条辨》尊之："夫扁鹊、仓公，神医也，神尚矣，人以为无以加于仲景，而称仲景曰'圣'。"

在温病学家眼中，寒温并非水火不容，仲景仍是学术之所表。程门雪先生曾评价温病大家叶天士："天士为善用经方之法者，历来诸家之用经方，当以此翁为最善于化裁。"据《叶天士用经方》一书统计，叶氏常用经方多达108首，其中桂枝汤、炙甘草汤等第一方的医案就多达80余案，用方频率之高，远超很多公认的经方家，是经方传人，仲景功臣，是名副其实的伤寒学家。[1]另一温病学家吴鞠通，学术思想上遥承仲景，著作体例亦效仿伤寒，《温病条辨·朱彬序》评吴氏："余来京师，获交吴子鞠通，见其治疾，一以仲景为依归，而变化因心，不拘常格，往往神明于法之外，而究不离乎之中，非有得于仲景之深者不能。"

务求实效的日本汉医学家对《伤寒论》的推崇，较我国犹有过之，特别是古方派，甚至到了"罢黜百家，独尊伤寒"的地步，代表医家吉益东洞认为："只有张仲景之随证投药，不拘病因，最可推崇。""在仲景的药方外，无可取之方也。"不过，"《伤寒论》唯方与证耳"的主张却有割裂理、法、方、药之嫌，笔者不敢苟同，但由此可见，日本医家对《伤寒论》认可度非常高，不在《内》《难》之下。

然而，就是这样一部学术地位无比尊崇，临床实用价值极高的经典，却恰恰是中医学上最扑朔迷离的悬案，从理论渊源、传本真伪、文字考据、义理解读，乃至书名释义、作者生平，都迷雾丛生，这一点从《伤寒论》历代注家的统计就能看出来。岳美中教授指出："据不完全统计，历代注疏《伤寒论》的已有四百多家。"[2]这一数据还没算上近几十年出版业高度发达后大量涌现的相关专著。一本五万字左右的医著，注家几百，著述近千，这在世界医学

---

[1]张文选.叶天士用经方.北京：人民卫生出版社，2011.

[2]陈可冀.岳美中医学文集.北京：中国中医药出版社，2000.

史上是绝无仅有的，一方面证明了《伤寒论》勿庸置疑的实用价值，得到古今中外医家的一致认同，另一方面也体现出《伤寒论》确实云山雾罩，难睹真容，这几百家注解仍没使它真相大白。但话说回来，作为临床医者，一切以实用为出发点，临证中行之有效才是唯一目的，还原仲景本意相较次之。然而，《伤寒论》的魅力，或者说魔力，也在于此。《伤寒论》至今也没有最终破解版，脏腑经络、气化推演、方证对应等各家流派见解歧出，却均有良医名世，彼此难分轩轾，就算初学者雾里看花，依样画瓢，若能谨守法度，也有不同程度的收效，这是《伤寒论》之所以为众多医家推许的重要原因，同时也因此派系林立，因为不同医家，从不同角度解读，在各自的理论规范内，似乎均能自圆其说，更重要的是，各自主张在临床实践中均能得到一定程度的验证，故各持己见而深信不疑，伤寒各家学说因此蔚为壮观。

对此，笔者的体会是：《伤寒论》是独立完整的学说，它自成体系，虽然涉及脏腑经络——且必以脏腑经络为物质基础，刘渡舟教授指出："六经是物质结构，是脏腑经络组成，辨证必须建立在物质之上。"[1]但是，六经辨证绝不等同于脏腑辨证。譬如，在六经辨证体系中，太阳主表与"肺主皮毛"不是一回事，而少阳病，也不能完全用胆胃郁热概括，否则将大大缩小小柴胡汤及其类方的运用范围；太阴病也未必就只是脾阳虚。六经辨证是在以脏腑

---

[1]陈明，刘燕华，张保伟.刘渡舟伤寒临证指要.北京：学苑出版社，2000.

经络为物质基础上的另一种体系，它与脏腑辨证有交织，亦可相互借助用以明理，却绝不能相互替代。譬如《伤寒论》中也有"阳明病，胃家实""脾家实，腐秽当去""太阳病瘀热随经"等脏腑经络的论述，但从整体构架看，显然与脏腑经络体系不同，譬如厥阴病篇麻黄升麻汤证，所涉及的脏腑可不止肝。所以，完全用脏腑经络来套六经辨证，很多时候会显得牵强附会，捉襟见肘，这种情况，同样存在于用其他学说解读伤寒六经辨证的时候。如八纲解六经，或者认为八纲是分析疾病共性的辨证方法，概莫能外。诚然，作为各种辨证的总纲，八纲辨证不如脏腑经络辨证那样具象化，定位精准，归纳系统，笔者倒认为，这反而把医者的思维从按图索骥的五行脏腑经络系统中解放出来，未尝不是好事，然而其不足之处也在于此，正因为它是辨疾病共性的总纲，八纲似乎更多的只是在进行归类，对病证的机理缺乏纵向和横向的整体探讨。纵向上，没有对单个纲领进行深入剖析；横向上，也忽略了各纲领之间的有机联系。同时，在时间上还缺乏对病证的全过程进行整体把握。譬如，表证就有太阳、少阳、阳明之分，表证与里证，是表里络属、面与底的关系，还是经证、腑证系统，亦或标本因果关系等，都难以从八纲辨证中体现出来，但这些又是临证中不得不考虑的问题。用以解读《伤寒论》的学说还有很多，如六经地面说、阶段说等，都是从不同侧面、不同角度认识《伤寒论》，均有可取之处，但都没做到无缝对接。张大昌先生评《伤寒论》注家："注解《伤寒》诸家，大约可分四派。宋代朱肱以经络讲，清初柯琴以部位讲，张志聪以运气讲，近世日人丹波氏以证候讲，实宗徐大椿之类方。张氏所论者，伤寒之理而论也；朱氏所言者，乃伤寒之事也；柯氏所论者，乃伤寒之体也；徐氏及丹波氏所论者，乃伤寒之用也。夫理以明道，事以显踪，体以定局，用以施治，读《伤寒论》者通达斯四者，庶乎登堂入室矣。"[1]诚公允持平之论也。

　　鉴于此，笔者认为，要推求仲景原意，各家学说是必要参考，互为补充，以全其义，但应以原文为根本。很多医家都主张初学最宜熟读背诵《伤寒论》白文，书读百遍，其义自现，原文前后互参，可以解决某些疑点，相当于仲景自注，比任何注家都权威，这是在精熟原文，且未受注家影响的前提下才能实现，因此，笔者的看法是，在没有确切证据前，不要轻易否定原文，如28条，与其争论去桂还是去芍，不如在尊重原文的基础上，尽可能用仲景自己的理念解析文本，于原文中探讨去桂的机理，然后再回过头分析该条义理。与之相应的是，大论流传，辗转颠沛，有些疑点是传承时的客观原因造成，如篇牍讹误、传抄脱简、校勘衍文、注疏混杂等，要做到合理演绎又不沦为臆测，尺度委实不易把握。笔者以为，对某些内容，宁可存疑待考也不强作解释，行乎其不得不行，止乎其不得不止。如第176条："伤寒，脉浮滑，此表有热，里有寒，白虎汤主之。"此条争议颇多，有把"寒"字作"邪"字解，如成无己、柯韵伯等；有把"表里"作"标本"解，如张锡驹、陈

[1]张大昌.张大昌医论医案集.北京：学苑出版社，2008.

修园；"表里"作"经腑"解，如张锡纯；"表里"作营卫解，如魏荔彤；还有把"有"当"无"解，如冉雪峰，种种曲护，不一而足，却不无牵强，无益临床，须知临床实效才是最终依归，是凌驾文字之上的最高宗旨。

《伤寒论》原文是否一字不易，绳墨弗越？伤寒名家许叔微说："余读仲景书，用仲景法，而未尝泥于仲景方，斯为得仲景之心。"所谓得其意而忘其形，譬如叶天士学用伤寒而至乎温病，从伤寒六经到卫气营血，从继承，到发扬，进而创新，行云流水，绝无半分勉强和凿痕，唯程门雪先生从叶氏方中读出伤寒义的蛛丝马迹（详见《名老中医之路·路，是人走出来的》，不引），从而指出："叶氏对于仲景之学，极有根底也。"然而，"苟学知本，六经皆为我注脚"（陆九渊语，此六经非彼六经）是何等气魄和境界？吾将上下求索，终生不辍。

二、伤寒之"寒"

子曰："名不正，则言不顺；言不顺，则事不成。"所谓："师古之道，必也正名，名之与实，故当相副。"正名，也是辨伪，《管子·正第》云："守慎正名，伪诈自止。"正如上一章笔者说到的，《伤寒论》从头到尾都充满谜团，第一个谜团就在伤寒之"寒"字上，要正名须先识"寒"。

（一）广义伤寒

广义伤寒是主流观点，持论者的理由很有说服力。首先，从临床实际看，《伤寒论》为百病立法，主治范围确实远远不止"寒"邪所伤，或寒性病证，外感内伤，时疫杂病，无不可奉为圭臬。其次，《内经》《难经》等典籍给予了强有力的理论支持，引证最多的当属《素问·热论》："今夫热病者，皆伤寒之类也。"以及《难经·五十八难》："伤寒有五，有中风，有伤寒，有湿温，有热病，有温病。"而狭义伤寒的意义在于，当面对《伤寒论》详于寒邪致病的事实时，"狭义伤寒"就针对性地补其不足，以圆其说。于是，在理论圆通、实践验证的情况下，广义、狭义之说就显得非常合乎情理，令人难生疑义。

事实是否如此？

实际上，伤寒广义、狭义之说，一直存在争议，这里不逐一引述，只提一点，《伤寒论》并不略于治温，只是与温病治温之法不尽相同，特别是初期阶段。略陈管见如下。

这里需要对外感热病史稍作梳理。

对外感热病的认识始于秦汉时代，相关理论见《内经》《难经》《伤寒论》等典籍。《素问·热论》："今夫热病者，皆伤寒之类也……病伤寒而成温者，先夏至日者，为病温；后夏至日者，为病暑。""冬伤于寒，春必病温。"《难经·五十八难》："伤寒有五：有中风，有伤寒，有湿温，有热病，有温病。"不难看出，这个时候的温病，其实是伏寒化温，而所谓狭义伤寒，就是感而即病，寒邪没有从化为温的寒性病证，《伤寒例》云："冬时严寒……触冒之者，乃名伤寒耳……中而即病者，名曰伤寒；不即病者，寒毒藏于肌肤，至春变为温病，至夏变为暑病。"感而即病的狭义伤寒，治以辛温解表正法，化热之后的治法就要兼顾清热，若完全入里化热，则径用清热、攻下、养阴，体现这一治法演变的方剂有麻黄汤、大青龙汤、栀豉汤、麻杏石甘汤、白虎汤、葛根芩连汤、承气汤等。此时的温病，本质上是寒邪伤人之后的演化，故温病隶属于伤寒范畴，这一认识一直延续到宋金元时代，其间，有把温病等同于疫病者，如晋代葛洪《肘后备急方》："岁中有厉气兼挟鬼毒相注，名曰温病。"巢元方《诸病源候论》则认为温病是"人感乖戾之气而生病"。以上这两种认识，对后世吴又可影响较著，吴氏《温疫论》云："温疫之为病，非风、非寒、非暑、非湿，乃天地间别有一种异气所感。"但于外感热病理论，尤其是对寒温异同的认识并无突破，直到宋金时期，刘河间认识到"六气皆从火化，六经传变皆是热证"，寒温之异才逐渐为医家重视。

王安道《医经溯洄集》："夫伤于寒，有即病者焉，有不即病者焉，即病者，发于所感之时；不即病者，过时而发于春夏也。即病谓之伤寒，不即病谓之温与暑……仲景专为即病之伤寒设，不兼为不即病之温暑设也。"笔者却认为，仲景既为即病之伤寒设，同时也为不即病伏寒从化之温暑设，所缺如的是对感而即病之温暑的论治，即后世的新感温病，所以吴鞠通称其"始能脱却伤寒，辨治温病"未必相符，但这一时期的医家对寒温的认识有了明显变化，却是勿庸置疑的。庞安时《伤寒总论》论寒温之异："四种温病，败坏之候，自王叔和后，鲜有炯然详辨者，故医家一例作伤寒行汗下……感异气复交四种温病，温病若作伤寒行汗下必死，伤寒汗下尚或错谬，又况昧于温病乎！天下枉死者过半，信不虚矣。"其中最不可略过的是，郭雍《伤寒补亡论》："冬伤于寒至春发者，谓之温病；冬不伤寒，而春自感风寒温气而病者，亦谓之温；及春有非节之气中人为疫者，亦谓之温，三者之温自不同也。"又云："或有冬不伤寒，至春自伤风寒而病者，第可名曰温病也。"这是一个极其重要的创见。虽然在此之前，《内经》《伤寒例》就有"中而即病"和"不即病"的说法，但感而即病的是寒证，也就是狭义伤寒，病温者，乃源于冬时触寒"不即病"，而从化为温，非时行之气感而即成温病，如《伤寒例》就说那时的温病是："春夏多温热病者，皆由冬时触寒而致，非时行之气也。"所以，郭氏"冬不伤寒，自感而病温"，较于之前"冬时严寒……触冒之者，乃名伤寒耳……中而即病者，名曰伤寒"以及"今夫热病者，皆伤寒之类也……冬伤于寒而成温者"的观点来说，无异是全新的视角，虽未特书其名，但"新感温病"透纸欲出。至明代汪石山始旗帜鲜明地提出："有不因冬月伤寒至春而温病者，此特春温之气，可名曰春温，如冬之伤寒，秋之伤燥，夏之伤暑相同，此新感之温病也。"

前后相承，一目了然。

　　然而，郭雍关于新感温病的论述似乎并未得到重视和进一步发展。当时的医家虽深刻的认识到寒温之异，却仍摆脱不了伏寒化温主论，特别是在治疗上，如韩祗和主张："伤寒乃伏阳为热。"庞安时则认为，伤寒、中风、热病、湿温、温病，"其病本因冬时中寒，随时有变病之形态尔，故大医通谓之伤寒焉。"治法方药上，朱肱言："夏月天气大热，玄府开脉洪大，宜正发汗，但不可用麻黄、桂枝热药，须是桂枝、麻黄汤加黄芩、石膏、知母、升麻也，夏月有麻黄证，不加黄芩辈服之，转助热气，便发黄斑出也。"又云："伤寒热病药性须凉，不可大温，夏至后麻黄汤须加知母半两，石膏一两，黄芩一分，盖麻黄汤性热，夏月服之有发黄斑出之失，唯冬及春与病人素虚者，乃可正方不有加减。"尤其应当注意的是，刘河间在《素问玄机原病式》中的论述："一切怫热郁结者，不必止以辛甘热药能开发也，如石膏、滑石、甘草、葱、豉之类，寒药皆能开发郁结，以其本热故得寒则散也。"这一段话，刘氏谈到寒药亦能发散郁热，可谓千古卓识，距后世辛凉解表法一步之遥。须知，治法的确立，是综合了气化特征、感邪途径、发病方式、病机演变、辨治原则后，最终得出的结果，这将是寒温分化的重要标志。然而，遗憾的是，刘氏接下来却说："夫辛甘热药皆能发散者，以力强开冲也，然发之不开者，病热转加也，桂枝、麻黄类辛甘热药攻表不中病者，其热转甚也，是故善用之者，须加寒药，不然则恐热甚发黄，惊狂或出矣。"可见，刘氏在论治上仍宗伏寒化温，没有彻底挣脱麻黄、桂枝的影响，辛温解表配寒凉清热的组方原则，本质上仍是大青龙、麻杏石甘的扩充，寒凉药一作监制之用，一清寒郁之热，未曾用辛凉轻解主治"温邪"始伤气化，包括双解散、防风通圣散等名方均作如是观。从这个角度看，仲景《伤寒论》既治感寒即病之常，亦囊括感而后发之变，不负"广义"之称，然而，若冠以外感热病的统称，却名不副实。以《难经》"伤寒有五"为代表的广义伤寒，实为伏寒化温，所谓温与热者云云，无非感寒后的演变，起病之因、初感之邪，仍是狭义之寒，因此，伤寒广义之说，无法赅尽所有外感热病。从临床实际看，《伤寒论》，把《金匮要略》连带算上，都不可能通治一切外感病，鲜明的例子就是明清时代倡导的新感温病，在气化特征、外邪性质、感邪途径、发病形式、传变规律，以及初起表证期的辛凉解表治法，都与伤寒迥然有异，皆在仲景《伤寒论》之外，是外感热病学中的一大创新，是对《伤寒论》的重要补充，称其羽翼伤寒，并不为过。

（二）寒就是寒

刘渡舟教授在《伤寒论临证指要》一书中论三仁汤时，肯定了杏仁"利上焦肺气，肺能通调水道，肺气一利，则水湿之邪逐流而下，无处潜藏"；紧接着指出，吴鞠通"有畏惧麻黄的思想"，从而湮没了仲景"云龙三现"的奇观（指治寒喘的小青龙汤，治热喘的麻杏甘膏汤，治湿喘的麻杏苡甘汤）。以刘氏之意，三仁汤似该用麻黄利肺。类似观点，在另一位经方大家胡希恕教授的学术思想中也有体现，只不过胡氏是从八纲的角度解读。他在谈到三仁汤时指出："此即湿遏热郁的风湿表证，正宜麻黄杏仁薏苡甘草汤，取微汗为治。"笔者初读颇觉有理，后细细品味吴氏三诫："不可见其头痛恶寒，以为伤寒而汗之，汗伤心阳，则神昏耳聋，甚则目瞑不欲言。"这话固然应当灵活看待，但湿热而过用辛温，出现种种坏证却是临床家经验之谈，不可轻易略过。笔者在临证中也体会到，过用辛温，气机尚未宣通，湿浊还没分化，津液已伤，本已浊邪害清，又怎任辛温走窜鼓动气火？特别是湿温重症，麻黄一类气味雄厚的辛温之品当慎用。治湿热类病证，温病学家主张宣展气机，芳香清化。三仁汤见于《温病条辨·上焦篇》："唯以三仁汤轻开上焦肺气，盖肺主一身之气，气化则湿亦化也。"所谓轻开，就是指不宜用浓烈厚重之药，故多选取杏仁、豆豉、枇杷叶等，或如上焦宣痹汤。刘氏"云龙三现"确实是对麻黄宣肺利水、通调水道功效的精辟概括，但它却是用于寒邪所伤，寒气凝涩牵引，故宜用辛烈之麻黄以散寒布阳，就算麻杏甘膏汤用治热喘，或者麻杏苡甘汤治湿痹，也是针对寒郁化热，或风寒夹湿化热，与邪热直伤及湿温胶着不同，若果真阳热鸱张，"飞龙在天"，接下来只能"亢龙有悔"，又或者湿热胶着，如油入面，唯分化湿热，使湿去热孤，两种情况均不宜麻黄"云龙三现"，窜动湿热。所以，不是吴氏不敢用麻黄，而是不宜用，何以故？因寒温异气耳。

刘河间说："余自制双解、通圣辛凉之剂，不遵仲景法桂枝、麻黄发表之药，非余自炫，理在其中矣，故此一时彼一时。奈五运六气有所更，时态居民有所变，天以常火，人以常动，动则属阳，静则属阴，内外皆扰，故不可峻用辛温大热之剂。"

刘氏这段话很值得琢磨一番。

其一，双解散、防风通圣散，是刘氏"玄府气液论""六气皆从火化""怫热郁结"等理论在方药上的具体展现，故知刘氏所论的温热病，是玄府怫郁，寒郁化火，与明清时代的新感温病不同，辛温解表配寒凉清热的组方思路，不可与辛凉轻解划等号。

其二，刘氏论中说到"五运六气有所更"，从运气角度指出寒温异治的根本原因，顺着这个思路回头看，似乎认识会更清楚些。伤寒之"寒"固然不是泛指所有外感热病的广义伤寒，但也不仅仅是时令寒气，更指运气为寒。在五运六气主寒的天地自然大环境中，无不伤于寒，其间当然有温热邪气所伤，但应该是局部的和短暂的，好比明清时代，温热肆虐，也不可能没有伤于寒者，但在岁运主温的环境下，寒邪也是局部和短暂的，所以，在具体证治方面，伤寒、温病在辨证论治、选方用药上是有交叉的，但两者的差异却是在气化体系的层面，这与岁运司天在泉关系密切。

为证实上述想法，笔者查阅了《伤寒论》成书前后的五运六气、气候变迁、流行病学等方面的资料，其中，竺可桢先生《中国近五千年来气候变迁的初步研究》载，从公元初年到公元600年，即东汉、三国到两晋南北朝时代，我国进入第二个寒冷时期。东汉前期不算寒冷，还能常见橘和柑，但到了东汉末期，曹操（155—

220）在铜雀台种橘，只开花而不结果。《伤寒论序》云："建安纪年，犹未十稔，其死亡者三分有二，伤寒十居其七。"建安年间是指196年到220年，正处于气候寒冷时期，建安七子之一的王粲（177—217）曾作诗描述当时疫情："出门无所见，白骨蔽平原。"如此高的死亡率，不可能是普通外感风寒，而是疫疠流行。据学者王文涛统计，两汉疫病流行50次，西汉17次，东汉33次，且应该是寒性疫病，《伤寒例》可证："伤寒为毒者，以其最成杀厉之气也。"[1]当然，五运六气与我们所能感知到的气候不能完全等同，但实际上，五运六气研究的对象是天地自然间的气化规律对人与万物的影响，与显性的、可以即时察觉的气候变化相比，它的影响较隐匿，却无处不在，且是根源层次上的，这也是伏寒化温，《伤寒论》之所以有广义之称的重要原因。然则彼时运气何如？据陆九芝《大司天三元甲子表》，考仲景（约150—219）前后时段：公元124—183年，太阳寒水司天，太阴湿土在泉；公元184—243年，厥阴风木司天，少阳相火在泉。学者蔡坤坐从大司天理论推定："仲景宗族所遇大疠，气以太阳寒水为主，风木湿土之气夹杂，为此形成仲景著作《伤寒论》的特色。"并得出结论：《伤寒论》乃著于太阳寒水司天之时。"[2]作为对比，笔者也参阅了温病时代的五运六气资料，如吴又可于崇祯辛巳，根据当时疫病著《温疫

---

[1] 王文涛.汉代的疫病及其流行特点.史学月刊，2006（11）：26.

[2] 蔡坤坐.由五运六气推断仲景宗族遇疫时间.中医文献杂志，2007，25（2）：18-20.

论》，彼时大司天气化是太阴湿土，阳明燥金与风火合化，在这样的气化背景下，就容易理解达原饮的由来。余师愚著《疫疹一得》，《阅微草堂笔记》载："乾隆癸丑春夏间，京师多疫，以张景岳法治之，十死八九；以吴又可法治之，亦不甚验。有桐城一医（余霖），以重剂石膏……活人无算……此亦五运六气适值是年（癸丑年属火运）。"故余师愚强调："医者不按运气，固执古方，百无一效。"

笔者对五运六气的理论所知甚浅，相关资料收集也不足，难以做更深入的探讨，但就上述认识来看，笔者认为，伤寒就是伤于寒气，既是《伤寒论》成书时代的时令寒邪，也是大司天的气化背景，广义伤寒之说，实源于此，故至明清以前，所论温热类病证似皆为伤寒从化的结果，直到"新感温病"的提出，以及叶、吴等温病学家对卫气营血、三焦辨证的完善，才进一步明确"寒温差异在初起"的认识。陶节庵："寒温之异，在表证不在里证，表证不与正伤寒同治，里证同。"章虚谷："温病初起，治法与伤寒迥异。伤寒传里，变为热邪，则治法与温病大同。"近代医家金寿山也主张："伤寒与温病治法之异，主要在初起见表证时，至于化热之后，都应该凉解，出入就不大了。"[1] 这里的温病特指新感温病。笔者认为，从外感热病史的演变轨迹，结合各个时期的证治特征、组方规律看，这一论断是符合临床事实的，这一观点在以后的相关讨论中还会提到。

---

[1] 金寿山.温热论新编.上海：上海科技出版社，1960.

　　笔者有一精研伤寒的同行友人，也曾主广义之说，后来忽然转变，原因说来有趣。某日他读到关于我国棉花种植的历史，忽有所悟，称从此读《伤寒》，用《伤寒》，解惑不少。在他的指引下，我查阅了相关资料，自夏、商、周三代以来，约四千年的中国文明史中，人们的衣料大致在三千年以前以丝麻为主，后一千年以棉花为主。古时所谓布衣，一般指麻布，用"布衣"形容平民，是因穷人只能以麻布蔽体。棉花古称木绵、吉贝等，原产阿拉伯地区，引进我国，最早在新疆、云南、海南等地种植，东汉时的《说文解字》尚无"棉"字，至明代，朱元璋用强制方法才使棉花逐渐推广，部分取代丝麻（上述资料原载台湾《历史月刊》第39期）。所以，在恰逢我国第二个寒冷期的东汉，平民食不果腹，衣不暖体，寒气袭人，无以为抗，触伤即病。不能说无棉衣御寒是寒疫流行的必然原因，但从另一侧面了解仲景医学形成的时代背景，对于理解《伤寒论》不无裨益。友人治学，不拘一格，可见世事洞明皆学问，若然有心，领悟常不期而至。

　　质疑广义伤寒，于仲景的伟大形象和卓越贡献丝毫无损，也不影响《伤寒论》的崇高地位。须知，病证的出现，是内外合因的结果，外因指六淫劳伤、七情牵引、跌仆金刃等外在条件，它影响着病证的发生，五运六气、司天在泉，研究天地气化对人事万物的影响，属外因；内因指机体固有的禀赋强弱、脏腑功能、气血阴阳、精神状态等内在因素，它决定着病证的从化方向。病证千变万化，五运六气的影响固然重要，但若完全依照司天在泉确立治法方药，未免胶柱鼓瑟，故持反对意见的不在少数。辨证论治须内外兼顾，而重点在前者，因机体的内在因素不仅主导病证的从化方向，且自身气血阴阳失调和脏腑功能失常本来就是病证的本体。作为单本医著，《伤寒论》广泛应用于临床各科，高效地指导辨证论治，无出其右，笔者认为，这不是因为它是广义伤寒而囊括甚众，而是因为六经辨证对机体固有的内在因素把握得十分精确。禀赋强弱、脏腑功能、气血阴阳、精神状态等内在因素，本质上是人体元气的外在体现，《伤寒论》六经辨证，包括之后要讨论的温病卫气营血、三焦辨证，之所以不单单用于辨治外感，也适用于内伤杂病，在笔者看来，最重要的原因，就是它们准确地认识人体元气失常的反应规律，并形成一整套行之有效的应对方案。六经病、卫气营血病、三焦病，都是一元生生之气在病理状态下的反应，而元气作何反应，与所受外因密切相关，包括时邪和运气，伤于寒者，多表现为六经病证规律；伤于温者，多呈现卫气营血、三焦病证的规律，元气唯一，故无论外因如何，元气的反应总在阴阳虚实、升降出入内，因此各类型病证之间必有交集，特别是当外邪从化之后，外在因素影响日减，而内在因素，即元气状态，对病证的发展变化影响渐重时，寒温辨证常有交叉，所以"寒温之异在初期表证"，化热入里之后，证治略同。正是由于对元气状态的正确把握，而元气乃是证治方药的施用对象，因此，六经辨证、卫气营血辨证、三焦辨证，才同样适用于内伤杂病，太过纠结于寒热感邪之辨，是否舍本逐末？再说，《伤寒论》所论就一定有寒吗？

（三）本来无寒

上两节花了很多心思专注于"寒"字之辨，以期名正言顺，然而却恰恰忽略了一个重要的前提，《伤寒论》书名真伪考辨，若皮之不存，毛将焉附？

仲景《伤寒杂病论》一十六卷，这一书名首见于仲景《伤寒论序》，正史目录中，除《新唐书·艺文志》外，《汉书》《后汉书》《隋书·经籍志》《旧唐书·经籍志》等均未见载。《汉书·艺文志》有"《汤液经法》三十二卷"的记载，却无《伤寒论》书名，而原序中："撰用《素问九卷》《八十一难》《阴阳大论》《胎胪药录》并《平脉辨证》为《伤寒卒病论》。"学者杨绍伊、钱超尘、李茂如等考证，证实此段文字是王叔和加入，所以，最早出现的《伤寒杂病论》书名，出自王叔和之手，而非仲景原文。还有一个佐证是，《针灸甲乙经序》云："伊尹以元圣之才，撰用《神农本草》以为《汤液》，汉·张仲景论广汤液为十数卷，用之多验。"皇甫谧（215—282）出生时张仲景尚在世，但称仲景著作"论广汤液"，而不是《伤寒论》。

王叔和整理编集仲景遗著后，在正史中，此书名《张仲景方》，或《张仲景药方》，最早著录于《隋书·经籍志》，当时医家根据自己需要，分别抄出《张仲景辨伤寒》十卷，《张仲景评病要方》一卷，《张仲景疗妇人方》二卷，《新唐书》中《伤寒卒病论十卷》就是从《张仲景方》中抄出的《张仲景辨伤寒》十卷。钱超尘教授认为："《张仲景药方》十五卷是仲景遗著最早传本，最近仲景原貌。"

以上考证引自《解读伊尹汤液经方》及《伤寒论文献通考》。

上述资料中，虽未考证出确切的仲景书名，但至少可以断定，《伤寒杂病论》或《伤寒论》的名称，并非仲景原定，更有学者从临床角度指出："《伤寒论》文题不符，即全书是讲六经辨证和方证，伤寒只是表证之一，书中大部内容不但论治表证，而且论治里证、半表半里证；不但论治伤寒，而且论治中风；不但论治急性病，也论治慢性病；不但论治外感，而且论治内伤杂病；不但论治内科病，亦广泛论治外科、妇科、儿科等病，显然把书名称为《伤寒论》不合适，书名不符合仲景本意。"

虽然仲景著作名目待考，从此更添新课题，但从"伤寒"一词的纠缠中解脱出来，立即有"山重水复疑无路，柳暗花明又一村"的豁然，本来无寒，又何须执着外感、内伤之分，广义、狭义之辨，伤寒、温病之争？"本来无一物，何处惹尘埃。"种种烦恼无非自扰。摆脱束缚，再回头看"观其脉证，随证治之"一语，可能体会更深，眼界更广，所谓名正言顺，事实求是的存疑未尝不是一种正名。当然，为方便论述，《伤寒论》的名称还得继续沿用下去，同样道理，六经亦非经络之义，也从此例。

《伤寒论》既非完全的广义之论，甚至连书名都悬而未决，那么，历代医家毫无保留地推崇，如俞根初："以六经钤百病，为确定总诀。"缘何而来？柯韵伯："仲景之六经为百病立法，不专为伤寒一科，伤寒、杂病，治无二理，咸归六经节制。"所谓的"治无二理"又所指为何？相较于名目字句的考证，如何理解和运用《伤寒论》六经辨证，才是临证中的重点和主体。上一节，笔者指出，《伤寒论》广泛应用于临床各科，高效地指导辨证论治，乃是对元气状态的准确把握，下一章就具体讨论笔者所理解的六经辨证。

三、六经之义

六经本义或实质，是每个研读《伤寒论》的人绕不过的坎，各家有各家的六经。笔者从元气升降出入运动的角度来认识六经，认为六经是对元气在不同阶段和部位的表达，也是个人体会，一家之言，仍借"气化升降出入图"辅助说明。

（一）六经辨证是阴阳辨证

《素问·至真要大论》："愿闻阴阳之三也。何谓？岐伯曰：气有多少异用也。"可见，三阴三阳是阴阳的再分，六经是一元生生之气的细化，不仅是含量上的差别，还包括升降运动及气化性能之异用。所以，辨阴阳是首务，阴阳是以热能多少为依据对元气进行划分，故阳性病证多实热，阴性病证多虚寒，论曰："病有发热恶寒，发于阳；无热恶寒，发于阴。"但并非所有阳性病证都发热，所有阴性病证都不发热，发热与否只是一种外在表象，阴阳是对热能多少的划分，是在病机病理上的认定，寒热只是典型表现，不是唯一的和绝对的。如太阳病就有"或已发热"，也有"或未发热"的情况，阴性病证也可见发热，如"病发热头痛，脉反沉，若不瘥，身体疼痛者，当救其里，宜四逆汤"。故笔者认为，除寒热症状的表现外，以脉象辨阴阳也是重要手段之一。脉道内，气血相搏是脉象的根本成因，阴阳即是元气以热能多少为依据划分，在脉气胃神根未见衰败的情况下，一般来说以有力、无力为阴阳之辨。阴阳晓分后，各有量变质变及升降开合，在《伤寒论》则为三阴三阳，故六经辨证，乃是辨元气阴阳性质及其升降开合运动。

（二）六经气化部位

如上所述，既然六经辨证是辨元气升降开合运动，及其过程中气液津血等基础物质的运行转化，那么首先应当确定发病部位。六经病的病位与脏腑经络辨证的病位有所不同，笔者认为应注意以下几点：

1.六经病位与元气盛衰关系极其密切。元气强，则病位多反映在表在外，且多实多热；元气弱，则病位多反映在里在内，且多虚多寒。笔者认为，病在三阴，元气热能相对不足，正气亏虚沉潜，正邪相搏于里，故三阴病本身没有表证，而如太阴病篇276条桂枝汤证，少阴病篇麻黄附子细辛汤、麻黄附子甘草汤等，属合病、并病，或者阴病阳发等范畴，表证不在本病内。但这也是言其大概，在表在外的病位还当再分。表是人体躯壳的统称，包括皮毛、肌肉、腠理等组织结构，由于物质构成差异，各部位的生理功能及病理反应也不同，《增订通俗伤寒论》对此进行层形分论："太阳经主皮毛，阳明经主肌肉，少阳经主腠理。"这是太阳元气开、阳明元气合、少阳元气枢在表位上的体现，故三阳病皆有表证，非太阳专属。裴永清教授就明确指出："论中所论'表''里'，在不同条文中所指不一，如49、91、92、139、285、317、372等条，其'表'指太阳，104条'表'是少阳。"[1]可谓卓识。另，笔者认为，34条葛根芩连汤证中"表未解"之"表"应是阳明之表，理由如下：《素问·热论篇》云："伤寒一日，巨阳受之……二日阳明受之，阳明主肉。"发病不可泥于既定期数，病位不必拘于经络循行部位，但太阳、阳明病位确有深浅之别。相较肤表皮毛，肌肉层位置更深，质地致密坚实，邪入肌肉，其病更重。试比较太阳病提纲"头项强痛"，以及麻黄汤证"身痛腰痛，骨节疼痛"、葛根汤证"项背强几几"。"几几，短羽之鸟，伸颈欲飞不能。"与前两者相比，葛根汤证之"项背强几几"更强调拘急牵引之苦，这是因为两者病位已有不同，不可以太阳经气不疏笼统论之。从反面看，若两者只是程度上的差异，完全可以加重太阳表证的方药剂量，而不必另用他药，葛根汤重用葛根，且以葛根名方，是因为此时病位虽

[1] 裴永清.伤寒论临床应用五十论.北京：学苑出版社，1995.

看似在项背，但已深入肌肉层，不单在太阳肤表皮毛，故有"项痛拘急，俯仰不能自如"之重。再结合论治太阳与阳明合病的32条："太阳与阳明合病者，必自下利，葛根汤主之。"33条："太阳与阳明合病者，不下利，但呕者，葛根加半夏汤主之。"葛根汤内除葛根外，麻黄、桂枝、芍药、生姜、大枣、甘草皆是太阳病用方，治阳明者显然是葛根，张石顽曰："葛根属阳明，能鼓舞胃中清阳之气……乃阳明经之专药……发散解肌，开胃止渴……"《医方考》："肌属阳明，故用葛根以解肌。"《药品化义》："葛根理肌肉之邪。"因阳明肌肉在太阳表皮之下，病邪不可飞渡太阳而直入阳明，其病多属太阳表气未开，而病及阳明，故常与太阳表证并见。因此，笔者认为，表证有属阳明者，主方应为葛根汤，主药是葛根，借麻桂开太阳表闭，以葛根疏解阳明表热。所以，都曰解表，却有麻黄、桂枝、葛根、柴胡之分，不可含混。唐容川在分析麻黄汤时指出："邪之在表在肌，不可以或混……用杏仁利肺降气，使不内壅，则气散于外而出皮毛矣。用桂枝从肝之血分外达筋节，宣之使出。惟麻黄直走皮毛，使各药内托之性透毛窍而为汗，则邪不能留，是但发其表而由内及外，层次清彻矣。若从以'发表'二字，囫囵言之，则与方证不能了断。"

2. 六经病位，经腑相系，气化络属，关乎治则。我们说太阳主表，不单指太阳病位在表，还指太阳病表证对应的治法是辛温开散太阳气化，但是这一治则也包括太阳病随经入里，热结膀胱，蓄水蓄血。"三焦膀胱者，腠理毫毛其应。"在表之皮毛、在里之膀胱都是太阳病的病位，不仅仅因为脏腑经脉循行络属，更重要的是治则相同。表证不都是太阳病，相应地，太阳病也不都是表证，恶寒头项强痛的表证固然是太阳病，但太阳元气不开，膀胱气化不出，导致血水失调，也叫太阳病，两者治则相同，所以，五苓散放在太阳病篇，桃核承气汤虽有攻下之义，但病从太阳来，且未得全解，故仍兼桂枝温开太阳。同样，类似情况还见于阳明病、少阳病，均有发于表的外证，也有里证，两者遵同一治则。阳明在表主肌肉，在里关乎胃肠，如葛根汤之用于项背强痛，以及下利；少阳在表主腠理，在里关乎三焦与胆，小柴胡汤兼治寒热往来之表证，以及口苦、胁痛之胆气郁热。这种现象通常以经证、腑证论。然而，经腑证虽遵同一治则，但毕竟表里不同，故在治则相同的前提下，治法上是有区别的。如辛开太阳，病在表，用麻桂为开，若病在里，则因麻黄引表，背离病所，故只取桂枝温通，蓄水配苓术，蓄血配桃仁、大黄；若化热，则桂枝当去，如抵当汤，径以破血药散瘀通结为开，但仍体现了病证的来路，好比桂枝去桂加茯苓白术汤，虽云去桂，却仍体现了病自太阳而来。阳明病元气失合，热充内外，在表用葛根清表，白虎、承气泄里；少阳失枢，在表用小柴胡汤、柴胡桂枝汤，在里用大柴胡汤、柴胡桂枝干姜汤，均属立足开合枢，同一治则内的治法变通。

3. 当我们确定六经病，实际上已经包含了病位、病性、病势等因素，以及由此而确立的治则治法，是一个综合了病位、病性、病势等因素的诊断。譬如，我们辨为少阳病，那么在这个诊断中，就已经包含：①病位在表里之间；②病性属阳；③病势乃气机枢转不利，故治则是"不可吐下"。所以，六经病证的病位，不仅仅指一个固定不变的解剖部位，当然，客观实在的解剖部位是物质基础，要使药达病所，有的放矢，其实体部位是当首先明确下来的，但须与元气阴阳性质及气机升降出入结合看待。同一个解剖部位，由于元气阴阳性质不同，气机升降出入不同，则六经辨证中的定位定性就不同，治法也不同。譬如，实则阳明，虚则太阴，有从脏腑阴阳虚实解者，认为阳明胃，属腑，主化物传导，多实热；太阴脾，属脏，主藏精，多虚寒。笔者却认为，从脏腑藏象角度解读许是，从六经辨证角度看则未必。脾胃、大小肠、腹部等同属于阳明太阴系统，在没有阴阳性质和气机升降开合的具体见证下，泛泛而谈，难以截然确定病属阳明抑或太阴。如太阴病提纲中"腹满而吐……时腹自痛"指的就是腹部，应当包括大小肠、腹膜等，未必就一定统归于脏腑辨证中的脾脏，阳明病"胃家实"，那么"胃家虚"呢？还是阳明病吗？柯韵伯就说过："要知胃家不实，便是太阴病。"可见，用脏腑辨证的方法来套六经，在这里就显得捉襟见肘。笔者认为，实则阳明，虚则太阴，是对同一解剖部位，元气的阴阳虚实及气机开合的六经分类，如胃肠实热下利用葛根芩连汤，虚寒则用理中、禹余粮等，两者解剖部位并无差别，但阴阳性质不同，气机开合不同，治法也不同，六经归属也自不同。可见，在六经辨证中，结合阴阳性质和气机开合来认识病位，才对临证有实际指导意义。

（三）关于开合枢

开合枢始见于《素问·阴阳离合论》和《灵枢·根结》，是一个聚讼纷纭的话题，反对者不少，而赞成者中，意见也不统一，大多集中在厥阴及少阴所主上。

《素问·阴阳离合论》："三阴之离合也，太阴为开，厥阴为阖，少阴为枢。"但有学者认为厥阴主枢，少阴主合，太阴主开，相关文章著述不一一列举。就《内经》原文来看，开合枢主要是用来解释经络学说中三阴三阳气机变化的特点，用以说明元气的升降出入，未必处处切合经旨，但笔者以为，若能因此触发感悟，有助临证实用，也不必处处迎合原文。我们尊重且倚重文字考辨，以还原初衷，训诂本义，但并不代表必须足履绳墨，一成不变，特别是临证中，唯效是务。

王冰注："夫开者，所以司动静之基；合者，所以执禁固之权；枢者，所以主转动之微。"笔者认为，对于一元生生之气的周流气化来说，这是很贴切的注脚。三阴三阳结合开合枢，比较形象地描述了元气在不同时段和部位的阴阳性质变化及升降出入运动，正如事情有来龙去脉，文章有起承转合，气机运行有开合枢转，理所当然耳。徐灵胎云："敷布阳气谓之开，受持阳气谓之阖，转输阳气谓之枢；敷布元阴谓之开，受纳阴气谓之阖，转输阴气谓之枢。"此外，马莳、吴昆、张景岳、张志聪、黄元御等医家也持肯定态度。我想上述医家未必不知开合枢原用于说明经络之气，也未必不知《太素》中"关合枢"之异见,尤其是张景岳著《类经》,张志聪著《素问集注》《灵枢集注》,乃寝馈有年,深得奥义者,力主开合枢,想是临证有所得见,他们的意见值得高度重视。

(四)六经分述

六经各病照"气化升降出入图"分述,应以一气贯通,阴阳不二的眼光看待。六经气化中,一元气阴阳变化,阴阳各有升降,又各具开合枢,"守一"才不会割裂阴阳。如气在三阳,是元气表现为阳热之性;在三阴,元气热能减退,表现为阴寒之性,三阴三阳,本质是阴阳合一,是一元气不同时段、不同部位的不同状态。

1. 太阳元气开

"太阳之为病,脉浮,头项强痛而恶寒。"作为六经病提纲,"之为病"在整个《伤寒论》是独一无二的句式,它对认识六经病具有标识、指示的意义。提纲以叙证为主,笔者认为,提纲证既可以不是主证,也可以不是必见证,而应是典型证,目的是通过典型表现掌握背后的气化原理,这就要求提纲证须全面合参。譬如,太阳病提纲中,脉浮、头项强痛,包括恶寒,分开看,都不能指向任何病机,但若综合来看,就能得出太阳元气不开的气化失常,而反过来说,如果我们把握住太阳元气失开这一病理,则"脉浮、头项强痛、恶寒"的典型见证也不需一一俱全。事实上,临证中病证变化多端，提纲证未必会全部出现，因其他证候掩盖、影响、扭曲之故，更未必是以标准的方式出现，很多以辛开太阳之法治疗的病证，就可能出现沉脉，如喘证、痹证、水肿等，甚至表证，气机郁遏较重，脉气也难以浮见，所以我们得以"循名责实"的态度去看提纲，"脉浮，头项强痛而恶寒"是名"太阳病"，元气失开才是太阳病之实。具体病位的特定气化状态，是区别于其他病证的规定性和规范性，在这之内的便是同类病证，反之则非。譬如自汗，若为太阳元气失于开散所致，则为太阳病，按太阳病治，方用桂枝汤；若病机是气不摄津，则当补气敛汗，如玉屏风散、生脉饮、牡蛎散等，虽看似症状无差，病位相同，但气化不同，病则不同，后者不可称太阳病，治则治法自然不是开太阳气化，而用敛涩法。当然，临证中，不同病机合并者不少，常以合方论治，然而，生脉、牡蛎功在敛汗，桂枝汤旨在调和营卫，气化开合不同，不可含糊。

可能很多学《伤寒论》的人，包括笔者当初都有这样的体会，凡涉及太阳伤寒与太阳中风的鉴别诊断，以及对比麻黄汤、桂枝汤方义用法，从课堂学习到各种考试，都把汗出与否作为重点强调，以致不少医者在临证中不敢越雷池一步。这很容易造成一个误导，无汗之麻黄汤固然是用于太阳开机不及，那么相应地，有不及，就有太过与之相对待，恰好桂枝汤有汗出见证，那么桂枝汤似乎就应该主太阳开机太过。事实是否如此？笔者以为，这是一种似是而非的认识。

从"气化升降出入图"可以看出，在生理上，太阳元气主开，是阳明之先导，是一个阳气展开和蓄养的过程，若太阳开化不及，气机闭郁，阳气不达于外而恶寒，故太阳病"或已发热，或未发热，必恶寒"。所谓开机太过，则与之相反，从病机上看，是指气机通泄太过，缘于阳热鸱张，失于合降，故不恶寒但恶热，实际上这时已经病属阳明了，治疗上也不可能再以太阳法治之，而从阳明清下以助其合，如白虎汤、承气汤等，这也是阳明病之于太阳病在治法上的衔接。如果太阳不开而郁热，又或者阳热虽盛而未至完全张泄，尚兼太阳不开之余波，则当两治之，譬如麻杏石甘汤、大青龙汤等。从太阳气化不开，恶寒而至发热，发热而至热盛，到热盛而致气化失合，正体现了太阳病到阳明病的气化演变，方药上则是从麻黄汤、大青龙汤、麻杏石甘汤，到白虎汤、承气汤的大致轨迹。所以，太阳元气不存在开散太过一说。再回头看桂枝汤及其汗出，论曰："病人脏无他病，时发热，自汗出，而不愈者，此卫气不和也。先其时发汗则愈，宜桂枝汤。"第42条："太阳病，外证未解，脉浮弱者，当以汗解，宜桂枝汤。"第57条："伤寒发汗已解，半日许复烦，脉浮数者，可更发汗，宜桂枝汤。"桂枝汤虽然不能称为发汗剂，但服后有可能导致汗出却是事实，这是太阳开机复通，津随气畅的表现，曹颖甫称"药汗"，也就是服药病解的现象，和强发其汗不同，把桂枝汤之"发汗"理解为"得汗"更贴切。这让笔者想起赵绍琴教授讲述"在卫汗之可也"时谈到的："表解里和，自然邪透汗泄，虽则不发汗而达到汗出的目的，'汗之'它不是方法而是目的。"[1]对比麻黄汤，辛温峻剂，发汗以散寒，发汗以开表，乃名副其实的"汗法"。桂枝汤之得汗，乃得机得势，不汗而汗，赵老的见解发人深省，尽管阐述的是温病治法，用药不同，但如何调治元气，在理法上，温病、伤寒实殊途同归。

　　所以，笔者认为，所谓阳气开散太过，实则是已病及阳明，桂枝汤仍是治太阳开化不及，它与麻黄汤的区别在于，麻黄汤证是寒重，闭郁太甚而致元气失开；桂枝汤证则是元气不足而失于开宣，证见汗出，是在腠理疏松的情况下，元气不开于外而迫于内，营阴因而失守之故，故纳草、枣益气，且药后"啜热稀粥"。再看第20条："桂枝本为解肌，若其人脉浮紧，发热汗不出者，不可与之也。常须识此，勿令误也。"此条"脉浮紧"与"汗不出"不可读断，"汗不出"是在"脉浮紧"的前提下，重点在"脉浮紧"，并不在"汗不出"，而"脉浮紧"，重点在"紧"，"紧"表示寒闭较重，此时当麻黄温开，而不是桂枝温通，桂枝本来也不是解表专药，唐容川对此反复辨难："桂枝汤本为解肌，与麻黄汤为肤表之剂迥别。盖邪之伤人，先伤肤表，次及肌腠，惟风性迅速，从肤表而直入肌腠，则肌腠实肤表虚，所以脉浮缓，汗自出，不曰伤而曰中也。若其人脉浮紧，发热汗不出者，明明邪在肤表，不在肌腠，不可与也。""发肤表之汗，不可用解肌之桂枝汤，而麻黄汤中又用桂枝何也？且骨节痛，是邪已犯骨节，不止在皮毛矣。"这是从药物作用

[1] 赵绍琴.赵绍琴临床经验辑要.北京：中国医药科技出版社，2001.

部位的深浅，以及药物对气化升降出入的影响，来论述麻黄、桂枝的功效差异。章次公则明确指出："桂枝本质原无发汗之能力，以其辛香窜散，故可助发汗药之作汗。"法当麻黄散表而予桂枝温肌，在外之表闭未经汗解，在内之肌腠已生郁热，怎能不误？所以，决定治法方药的是元气盛衰、闭郁程度、部位深浅，麻黄汤、桂枝汤的区别不在汗出与否，而在脉，麻黄汤脉"紧"，且有力，桂枝汤脉当反之，"缓、软、松、濡"，且力度偏弱。

太阳病篇是《伤寒论》中篇幅最大、内容最多的篇章，值得探讨的问题远远不止上述，元气失开仅言其大要，失治误治、变证兼证等，并非全在太阳病范畴，但若立足气化以应变，或能无过。

2. 阳明元气合

阳明病篇条文虽不如太阳病篇多，但难读程度不在太阳病之下。提纲中"阳明之为病，胃家实是也"，比较公认的说法是，"胃家实"指胃与大肠的邪气实，既指有形热结，也指无形热盛，前者宜用下法，后者宜用清法，代表方剂分别是承气汤和白虎汤，清、下两法，契合阳明病病机。笔者认为，不能说上述阐释有误，但显然不全面。该篇有不少论述胃寒，甚至虚寒的条文，如："阳明病，不能食，攻其热必哕，所以然者，胃中虚冷故也。""食谷欲呕，属阳明也，吴茱萸汤主之。"正因如此，提纲中，林亿等在"胃家实"的"实"字下注"一作寒"，《唐本伤寒论》则径曰："阳明之为病，胃中寒是也。"从版本年代看，后者早于林校宋本，因此，历代医家对待这个问题也是非常的小心审慎。

清代柯韵伯《伤寒来苏集》："胃家只举病根在胃，勿得即以为可下之证。""阳明以胃实为病根，当更以胃寒为深虑。"以柯氏学养之深，对此也踌躇不决，只在病位上下断语，不敢论定寒热，所谓"当更以胃寒为深虑"，是把阳明胃寒之说当作重点、难点、疑点进行强调。徐大椿《伤寒类方》："阳明自受寒邪，一日恶寒与太阳同，至二日寒化热炽，即自汗出而恶热也。盖胃为戊土，位居中央，表里寒热之邪无所不归，无所不化，皆从燥化而为实，实则无所复传，所以为阳明之病根也。"这既是对条文"始虽恶寒，一二日自止"的解读，也可以看作是在寒热两说间进行调和。陆九芝《世补斋医书》则把个中原委说的更直白："《千金》作胃中寒，当亦以胃中有寒饮，而推本言之，病至阳明，寒即化热，热即成实，放成无己直改之为曰胃家实耳。"

可见，寒与实，乃至寒与热，其实并无牴牾，阳明病，胃中寒，是言其初见，也可言其未变，还可言其来路，化热化燥则言其演化，不论寒热，有无形质，俱是邪实，所以，笔者认为，相比提纲中"寒""实"之辨，更值得探究的是阳明热化燥化的机理，不论条文所述，还是临证所见，阳明病确以实热证居多，治以清下为主。

关于阳明病化热化燥的机理，笔者大体从以下两方面认识：

首先，阳明是否因误治而成？

"太阳病，若发汗，若下，若利小便，此亡津液，胃中干燥，因转属阳明。""少阳阳明者，发汗、利小便已，胃中燥烦实，大便难是也。"关于误治的阐述，少阳病篇较少，仅"少阳中风，两耳无所闻，目赤，胸中满而烦者，不可吐下，吐下则悸而惊"及"少阳不可发汗，发汗则严语"；太阳病篇则比较详尽，据统计，太阳病篇 183 个条文，有 91 条是在讨论误治、失治后的辨证论治，其中误汗 41 条，列出治方的就有第 20 条桂枝加附子汤、第 26 条白虎加人参汤、第 62 条桂枝新加汤、第 61 条干姜附子汤、第 69 条茯苓四逆汤、第 82 条真武汤、第 91 条四逆汤、第 137 条大陷胸汤等，从中可以看出，误汗、误下，既可伤阳，也可伤阴，或阴阳两伤，伤阳有心脾肾之分，伤阴有胃津和营阴之别，误治之后病证可内陷太阴、少阴，也可转归阳明。可见，发汗、利小便致津液亡失，只能算是阳明热化燥化的诱因之一，仅有诱因不能确定事件的发生，临床实践中，阳明病也不是必定经过误治而来，所以，从逻辑上看，它既不是阳明病形成的充分条件，也不是必要条件，询问病史及治疗经过，可以作为参考，辅助辨证，但不能因此确诊阳明病，更不能因此从本质上认清阳明病的根源，因为阳明病也只是汗下误治后的众多转归中的一种，而不是必然的和唯一的，要下确切诊断，必以"观其脉证"为依据。这里可以回顾体味仲景"观其脉证，知犯何逆，随证治之"一语，不只是强调客观脉证的重要性，还包含这样一种智慧，当面对复杂的人体，以及多变的病证，如何正确处理客观事实和主观思辨的关系。

其次，从"阳明居中，主土也，万物所归，无所复传"解，如柯韵伯云："胃为戊土，位处中州，表里寒热之邪，无所不归，无所不化，皆从燥化而为实，实则无所复传，此胃家实所以为阳明之病根矣。"但这种解读有随文衍义之嫌，最终还是没说清楚阳明为何化燥，对"万物所归，无所复传"的原理也没加以说明。而笔者以为，对此句的理解关乎整个阳明病的认识。"问曰：恶寒何故自罢？答曰：阳明居中，主土也，万物所归，无所复传，始虽恶寒，二日自止，此为阳明病也。"（184 条）

何以"阳明居中，主土也，万物所归"？

我们从一元生生之气在地面之上的升降开合运动看。地表的阳气经太阳展开，少阳枢转，至阳明必当合敛，所谓"亢龙有悔"，阳气不可但开不合，否则将脱散而亡，所以，从阳气的量看，阳明阳热炽盛；从阳气的运动看，气化主合，故易化热化燥。在阳气开合枢转的过程中，万物生长壮老已、生长化收藏，始生于土，终归于土，生死在兹，不往他处，故说"万物所归，无所复传"。从"气化升降出入图"所示，阳明气化继续向前演绎，则推及土下太阴的范围，元气"从革"，由阳化阴，经太阴、少阴、厥阴的开合枢转，万物由阴转阳，破土而出，生机续发，是另一轮生化，而非复传。在人体，胃为水谷之海，谷气始发于胃，糟粕亦藉胃肠排出，所以，"无所复传"不是指疾病到阳明就不再演变，这不符合临床事实。笔者认为，"无所复传"应指水谷精微等基础物质，经过纳运、腐熟、转输、吸收等复杂的变化，精华部分利用消耗后，最终产物必须排出体外不可滞留，其中，水液尚有汗液、小便两种方式，而有形糟粕则只能从胃肠排下，这是有形积滞的唯一出路，是物质代谢最后一环，当然无法复传他处，假借其他途径排出，哪怕疾病已变，不在阳明，譬如少阴病中，有阳明胃肠燥实见证，仍须承气汤急下之。

从方位看，居中者土也，唯其居中，才具有始生万物和万物终归的先决条件。土有戊己之分，胃是阳明戊土，"胃家实"，万物所归，无所复传，而病在太阴己土就可能"脾家实，腐秽当去""虽暴烦下利日十余行，必自止"，这是因为，阳明元气主合，而太阴元气主开之故。主合，元气合敛；主开，元气开化。阳明、太阴虽同属中土，却阴阳不同，开合异性。从生理上看，元气合藏于土上阳明，但并未就此沉寂静止，紧接从土下太阴处开化，经少阴封藏，厥阴枢转，是为来年破土生发之资；病理上，阳明当病元气失合，太阴当病元气失开，譬如同样的寒饮为患，胃中寒，阳明元气失合，故食谷欲呕，或干呕，吐涎沫，而太阴元气失开，寒饮结聚，腹中冷，则"腹满而吐，食不下，自利益甚"。吴茱萸汤用于阳明胃中寒，吴茱萸配生姜，暖胃降逆，散水止呕；理中汤用于太阴腹中冷，自利寒泻，干姜配白术，温中散寒，健脾化水。

阳明气化主合于上，太阴气化顺接于下主开，是为常，两者同属中土，气化开合相互影响，因而临床所见，胃肠道消化系统疾病中，阳明、太阴合病者多，既有阳明热化而失合，见中脘痞胀嗝逆，又有太阴寒盛而失开，见腹满或痛，肠鸣便溏，常用方有半夏泻心汤、甘草泻心汤、生姜泻心汤、芩连、半夏苦寒合降阳明，干姜辛温开散太阴。笔者以前担心干姜温燥，用半夏泻心汤时常用厚朴代干姜，还想当然地认为厚朴理气消胀，或许比干姜更好，后来明白阳明、太阴合病，寒热错杂、开合紊乱之理后，仍用干姜，治效较前为好。当然，原方加厚朴等理气药并无不可，《伤寒论》中有半夏厚朴人参汤，用治汗后阳伤，气滞腹胀，该证多从太阴立论，所以，加厚朴一味，不只是单味药物变化，还是合方论治的思路。临证中，病证变化多端，半夏泻心汤常与小柴胡汤、理中汤，或时方中金玲子散、平胃散等随证合用。

发汗、利小便亡津液，是阳明病成因之一，"身热汗自出，不恶寒反恶热"或"痞满燥实"，是阳明病的典型表现，胃家实抑或胃中寒，是从邪实的角度看阳明病的病机，而实际上，胃家实是阳明既病后的见证之一，是阳明病所以胃家实，而不是反之——譬如济川煎之腑实便秘是胃家实，但不是阳明病。当然反过来，胃家实也影响着阳明主合。至于胃中寒，或为阳明病初起，或为其来路，或为其未化，却不是阳明病之必然。阳明元气合，阳明之为病，乃是元气失合使然，由此推知，阳明未尝没有胃家虚，如："阳明病，不能食，攻其热必哕。所以然者，胃中虚冷故也。以其人本虚，攻其热必哕。"可见，阳明病不可一味清下，阳明元气虚而失于合降，燥实虽成，清下当忌，仲景未出治方，笔者认为，可以考虑《金匮要略》陈皮竹茹汤。

3. 少阳元气枢

少阳元气主枢，是整个阳性病证的枢机，既枢助太阳元气开，也枢助阳明元气合，所以把它放在太阳、阳明之后讨论。关于少阳主枢，需留意两个问题：

一是少阳病位，从八纲辨证看，少阳属半表半里，但笔者认为，从气机周流的角度看，应以表里之间较准，称半表半里，是相沿成习。这个部位的特殊性，决定了少阳元气，在生理上，往返表里，枢转内外；病理上，机轴失活，进退两难；治法上，不任汗下。

对表里之间这个部位的认识，唐容川所论最为详尽："少阳是三焦，三焦之根发于肾系……从内透出筋骨之外，是生肥肉，肥肉内瘦肉外一层网膜，有纹理，为营卫外来之路，名曰腠理，乃三焦之表也。邪在腠理，出与阳争则寒入，入与阴争则热，故往来寒热。""皮毛内之肥肉，名为肌肉，肥肉里瘦肉外夹缝中之油网，名腠理。""少阳是三焦，内为膜肉，外为腠理，居半表里之间，界内阴外阳之际，故《内经》以枢机比之，非果有机轮转动也。"少阳三焦所司，上、下、内、外无所不包，位于躯壳之内为脏器间膜网，位于躯体之表则为腠理，在皮毛之内、肌肉之间，正是表里之隙。

《素问·阴阳应象大论》："清阳发腠理，浊阴走五脏。"《金匮要略·脏腑经络先后病脉证》："腠者，是三焦通会元真之处，为血气所注；理者，是皮肤脏腑之文理也。"《医宗金鉴》："腠者，一身之隙……理者，皮肤脏腑内外并然不乱之条理也。"

少阳部位的物质结构特点决定了其生理功用，正因腠理质地薄嫩，分布广泛，生理上具有流通气血津液的功能，病理上则易怫热郁结，因此治少阳病证，不宜气味雄厚之药如麻黄、桂枝、羌活等，也不宜苦寒攻下如硝黄，而应用轻清灵动、枢转宣透之品为主，辅以清热。张令韶云："柴胡二月生苗，感一阳初生之气，香气直达云霄，又禀太阳之气，故能从少阳之枢以达太阳之气。"唐容川论柴胡："能适达膜油，使气从腠理中直达于外。"由此可见，柴胡品性、功效，与少阳病表里间枢机不利的病机可称的对，柴胡剂，尤其是小柴胡汤，常作为少阳病主方看待。由于少阳部位分布广泛，故少阳病篇条文虽少，但属枢机不利的见证却极多，广泛而多样化，柴胡剂也是极其常用的类方，论曰："伤寒中风，有柴胡证，但见一证便是，不必悉具。"

另一个问题是，很多学者把少阳作为相对于厥阴阴枢而言的阳枢，认为是枢转阴阳表里。笔者认为，在六经辨证先明阴阳的原则下，少阳属阳，为阳枢绝无疑义，既为阳枢，便只得阴阳之半，称其与厥阴共主转枢阴阳则可，阴证之枢机不在少阳，单论少阳，却只枢转阳证，其具体运作初步探讨如下。

参看"气化升降出入图"，少阳主阳气升发，这是比较熟悉的，同时，少阳还助阳气敛合，因此，少阳枢转的范围应是整个阳证，包括太阳和阳明两个阶段。

少阳元气贯彻阳气开合的整个过程，从太阳元气开，到阳明元气合，都需要少阳元气的枢转，方不负枢机之名。小柴胡汤主药柴胡，《本经》云："主心腹肠胃中结气，饮食积聚，寒热邪气，推陈致新。"可见，柴胡主升举，是后世医家的发挥，在《本经》中并非完全如此，其推陈致新之意，在《本经》的阐述中，既可指向上向外主寒热邪气，也可向下向内主胃肠结气。就小柴胡汤原方看，首见于太阳病篇，次见于阳明病篇，它如何枢助阳明主合，条文说得再清楚不过："阳明病，胁下硬满，不大便而呕，舌上白苔者，可与小柴胡汤。上焦得通，津液得下，胃气因和，身濈然而汗出而解。"

我们再看柴胡剂的变化，太阳病篇有柴胡桂枝汤，柴胡配桂枝，少阳枢助太阳主开。论中没有柴胡汤合麻黄的用法，但在临证中，笔者却有相关体会，特别是用治面部痤疮、痘疹、皮肤瘙痒，属太阳表气不开，又兼见枢机不利者，常用小柴胡汤合麻黄汤酌加清火透热药取效，试举一例：

彭某，女，33岁。9年前产子后，脸部就开始长痘疮，额头及下巴最多，严重时瘙痒疼痛，自述服中药3年，所服皆清热解毒，服药痘疹消失，停则复发，且较前更重，由于清热解毒药服用太多，患者出现畏寒，自己也有所察觉，此后凡遇主张清热的医生，扭头便走。舌边略红，苔薄白，脉略紧，重按力减。

初诊时间：2018年1月22日。方用补气疏风，略佐凉血泄热：

荆芥10g　防风10g　白芷6g　太子参15g　麻黄6g　连翘10g　蒲公英10g　赤小豆20g　大青叶10g　地丁10g　香附15g

地肤子 20g　刺蒺藜 20g，3 剂。

二诊，2018 年 1 月 30 日。病证似减，但不明显，原方加玄参 10g，再进 3 剂。

三诊，2018 年 2 月 6 日。病证略减，但仍不满意，方用小柴胡汤合麻黄汤：

柴胡 12g　黄芩 10g　太子参 15g　麻黄 6g　桂枝 6g　赤芍 10g　连翘 10g　蒲公英 10g　地丁 10g　荆芥 10g　升麻 6g　玄参 10g　赤小豆 20g　香附 15g　地肤子 20g，3 剂。

四诊，2018 年 2 月 11 日。收效明显，原方略做加减：

柴胡 12g　黄芩 10g　太子参 15g　麻黄 6g　桂枝 6g　赤芍 10g　连翘 10g　蒲公英 10g　地丁 10g　荆芥 10g　升麻 12g　赤小豆 20g　苡仁 30g，3 剂。

五诊，2018 年 2 月 18。痘疹及痤疮基本消除，只留很淡的印痕，畏寒也基本消除。原方去地丁，续进 3 剂巩固。

2018 年 2 月 22 日星期四，六诊。病情稳定，疮疮基本消除，未复发，原方续进善后。

2018 年 3 月 14 日星期三，因他病来诊，察其皮疹消除，未新发，印痕隐约可见，整个皮肤较前光滑细腻。

类似病证，以前常从太阳治，因病位在表，开机不利，阳气怫郁，《素问·生气通天论》："劳汗当风，寒薄为皶，郁乃痤。"但正如前面所述，表证不等于太阳病，或者病证确为太阳元气失开，却因少阳失于枢转所致，亦当合治少阳。临证中，立足柴胡剂枢转之义，治面部病证，并不少见，若兼太阴阳虚，症见舌白、便溏、脉沉者，用柴胡桂枝干姜汤；若兼阳明燥实，症见舌红、便秘、脉滑有力，用大柴胡汤，临证都有较好效果。所以，理解少阳元气主枢，才能真正理解为何"但见一证便是"，从而扩大治疗范围。

4. 太阴元气开

六经辨证体系，是阴阳辨证，以明阴阳为先。在《阴阳不二》篇，笔者提出，阴阳是一元生生之气以热能多少为依据进行划分，从一年四季地表地下的热能变化看，春分秋分，平分阴阳，一日之中，晨昏线为昼夜阴阳之界。在《五行升降出入》篇谈到，土为阴阳界的认识，就是基于古人以阳光向背界划阴阳的本义的推衍。从六经辨证看，先辨阴阳，阳明、太阴皆属中土，阳明戊土属阳，元气主合，主司地面之上的阳气敛降；太阴己土属阴，元气主开，主司地面之下阴气开化，从这个角度看，太阴不是我们通常认为的那样指阴气盛，而是指元气由阳化阴，阴气从太阴始，"太"是表示初始、开始之意。这种认识源于曹颖甫《伤寒论发微·阳明篇》："盖太者，太初、太始之谓；阳则以发热言之。太阳之病，风寒袭于表，血液之温度抗于里，血热战胜，始发表热，故名太阳。犹太阴之病，寒湿由表内陷，血液之温度不能外抗而转少阳，血分不充，始生里寒，故名太阴也。"曹颖甫从正邪相交的角度解读"太"的本意，落脚点在抗病初始阶段；笔者则从元气运动，阴阳转化角度看"太"，认为太阴是元气由阳化阴之始，而不是阴盛之意，都从"初始"之意。同样的，虽然《素问·热论》有这样的论述："巨阳者，诸阳之属也，其脉连于风府，故为诸阳主气也……伤寒一日，巨阳受之……"但笔者以为，这是从经脉循行络属的特点论，重点是说太阳为六经之长，所摄阳分甚广，并不表示阳气最盛，阳气最盛者是阳明，因此，太阳以"太"名之，称其为阳气之始，可能更恰当，也符合太阳为一身之藩篱，"伤寒一日，太阳受之"的生理病理特征。同样道理，太阴亦从此论，乃三阴之始，故元气主开，即徐灵胎所言："敷布元阴谓之开。"

这里又当与《周易》四象中"老阴、老阳"有所区分。《左传注疏》引《易》云："九为老阳，六为老阴，其爻皆变也。"此为极致之意，物极必反，穷极必变，但太阳、太阴显然不是阴阳之极，其后并未出现阴阳交变。这里也可得出，在伤寒三阴三阳体系中，"太"不作"甚"解，而作"始"讲。所以，第187条："伤寒，脉浮而缓，手足自温者，系在太阴。"手足乃阳末，太阴手足自温，与少阴、厥阴之四肢厥逆相比而言，可知太阴阳气并不太虚，阴气并不太盛，故为阴之始，而非阴之盛。同时，该条还指出："太阴当发身黄，若小便自利者，不能发黄，至七八日，大便硬者，为阳明病。"可见，太阴病尚有阳转之机，这一点也体现在第278条："至七八日，虽暴烦下利，日十余行，必自止，以脾家实，腐秽当去故也。"需要加以说明的是，笔者认为，187条所论太阴病"至七八日，大便硬者，为阳明病也"，笔者称为"太阴阳转"，而少阴病篇也有阳明腑实承气汤证，却不能称之少阴阳转，是因为，前者是病与病的关系，六经所属不同，从太阴到阳明，整体气化发生根本改变，也正好佐证太阴阳气虽虚而不甚，尚能转回阳病中去，而后者是病与证的关系，少阴病中的阳明腑实证，整体气化未变，可证少阴阳虚已甚，不能骤然转回阳病中去，所谓阳明腑实证，是局部异变。

此外，分析278条，还可印证之前六经辨证与脏腑辨证有交叉亦有所区别，可以相互说明，不能相互替代的主张。六经辨证中，太阴病关乎脾，但不等同于脾，"脾家"不等于"脾脏"。"脾家实腐秽当去"指太阴阳气来复，元气温化寒湿，开逐秽浊，然而这种用法并不见于脏腑辨证中。在脏腑辨证中，脾主转输，升清阳，以寒湿困脾为病机的病证如腹泻、黄疸、水肿等，予温中健脾法，并不会见到湿浊通过大便排泄。如何把"脾家实腐秽当去"这一理念有意识地主动运用在临证中，笔者体验不多，翻阅笔记勉强找到两例类似病案如下：

2010年9月10日，赖某，男，64岁。腹胀、腹痛、腹泄，胃脘胀满，打嗝，纳差，腹部鸣响，便泄如水样，每天7～8次，输液数日无效，中药予葛根芩连汤加地榆等，反加剧。舌淡红苔白腻，脉沉缓无力。笔者辨证，此为太阴病，还是比较典型的太阴病，予理中汤加味：

干姜12g　党参15g　炒白术20g　茯苓20g　炙甘草10g　乌药15g　艾叶12g　砂仁10g　半夏15g　木香12g　猪苓20g　腹皮15g，1剂。

次日复诊，述当晚服药后，很快就便泄 4 次，下半夜诸症明显缓解；翌日早晨，便觉病证基本消除，大便已干，且思饮食。舌色较昨日为红，苔腻略黄，脉仍无力。予上方加黄连少许、藿香、佩兰、白蔻、苏叶，化湿运脾善后。

很久以后，患者来诊他病，述服后即愈。在彼时笔记中，记录：服药后腹泄 4 次，恐为"脾家实，腐秽当去"之故，是脾阳气恢复，寒湿积液排通的表现。

另一例：

2018 年 4 月 18 日，曹某，女，20 岁。诊治手足冰冷数年，舌淡红，脉沉缓，按之左脉尚强，右脉弱。予：

柴胡 12g　黄芩 10g　桂枝 6g　当归 10g　炙甘草 3g　太子参 15g　干姜 3g　茯苓 20g　白术 10g，5 剂。

二诊时，患者述，服药即欲排便，大便稀溏，但泻后脘腹非常舒坦，诊脉反较前有力，手足冰冷明显减轻。

以上两例，笔者视为"脾家实，腐秽当去"，但却是无意为之。曾读到过一些医案，如理中汤用治阳虚便秘，可视其为变通，选录一则如下：

黄某，女 35 岁。患水肿病新瘥，面部仍有轻微浮肿，面色淡黄，唇色不荣。近日胃脘作痛，绵绵不休，口中干燥，大便三日未通。脉象沉涩，舌白而干。我（注：俞长荣教授）拟理中汤一剂，方用：

党参 12g　白术 9g　干姜 6g　炙草 9g。

门人问：口燥、便秘而用理中汤，岂不怕使燥结更甚吗？我说：此证乃脾虚中阳不振，运化失司，水津不布，津液不上输，故口燥舌干；不下行，故大便秘，是太阴里虚寒，而非阳明里实热证。从患者以往病史及当前面色、脉象可知。其痛绵绵不休，腹无鞕结，不拒按，是虚痛。故用理中汤温中健脾，使脾阳振奋，津液得行，所有症状即可解除。次日复诊，大便已通，口舌转润，胃脘痛随之而减，遂与六君子汤以善其后。[1]

虽然俞先生参用了脏腑的观点加以解说，但笔者却是从温化太阴，开泄秘实来理解本案，窃以为可能比从脏腑角度更能说明理中汤为何可治便秘。因从脏腑辨证看，温中健脾，脾复升清后，利可得止，此为常理，但用以通便实不多见。若从太阴病元气不开看，寒湿不化，水津不循常道，可泻下；水气停滞，可便秘。太阴元气复开，气化得行，方向向下，寒湿温化，水行常道，利者当止；水气开散，秘者当通。当然，笔者偶然幸中与俞先生之成竹于胸不可同日而语。

5. 少阴元气合

（1）"少阴为枢"之非

前面说到，在开合枢理论中，少阴和厥阴，谁主合，谁为枢，

[1] 俞长荣.伤寒论研究与临床带教.北京：人民军医出版社，2009.

一直未能统一，主"少阴为枢，厥阴为合"者，依据是《素问·阴阳离合论》及《灵枢·根结》："太阴为开，厥阴为阖，少阴为枢。"《黄帝内经太素》注曰："肝脏足厥阴脉，主守神气出入，通塞悲乐，故为阖也……肾脏足少阴脉，主行津液，通诸津液，故为枢者也。"《素问注证发微》曰："厥阴者一阴也，为阴之尽，其义为阖；少阴者二阴也，为阴之中，其义为枢。"《素问吴注》："太阴居中，敷布阴气谓之开；厥阴谓之尽阴，受纳绝阴之气谓之阖；少阴为肾，精气充满，则脾职其开，肝职其阖；肾气不足，则开阖失常，是少阴为枢轴也。"《类经》："此总三阴为言，亦有内外之分也。太阴为开，居阴分之表也；厥阴为阖，居阴分之里也；少阴为枢，居阴分之中也。开者主出，阖者主入，枢者主出入之间，亦与三阳之义同。"

不难看出，从《内经》原文到上述以"少阴为枢，厥阴为合"的主论者，是基于脏腑经脉的循行起止及分布规律，但《伤寒论》之六经不完全等同经络学之六经是基本得到公认的，所以，根于《内经》经络学理论的"开合枢"，是否可套用在说明元气升降出入的"开合枢"中去，值得商榷。从义理上看，"开"为敷布，"合"为受纳，"枢"主出入，若太阴主开，至厥阴而合，阴之尽也，那么"阴尽阳生"又体现在什么地方？如果厥阴表示"阴尽阳生"，那么它还主合吗？所以，"少阴为枢，厥阴为合"的主张颇难自圆其说。以景岳为例，按《类经》之论"太阴为开，主出；厥阴为合，主入；少阴在两者之间，主枢"，那么谁来交接阴阳？阴尽之处，谁主阳生？气化若至厥阴而断绝，显然有违元气圆转流通、生生不息之意。厥阴固为两阴交尽之处，而其更重要的意义是"阴尽阳生"，故《伤寒论》论厥阴病："凡厥者，阴阳气不相顺接。"可见，《伤寒论》是主张厥阴顺接阴阳的，即为阴阳枢轴之意。厥阴病篇看似驳杂拼凑，实因其阴阳接续不利而见证繁复之故，纵然如此，仍可从其具有代表方性的方剂看出些许端倪。如乌梅丸和麻黄升麻汤，此两方仅厥阴病篇独见，不见载于它处，故可体现其专属。两方皆寒热虚实同用，升降开合并举，正是阴阳错杂、顺接失常在治法方药上的体现，可见厥阴主枢，主司出入，顺接阴阳，更符合元气运动规律。

当然，我们不能因为厥阴为枢，而用排除法勉强把少阴认定为主合，少阴主合，必有其理。先看少阴主枢论，笔者所见，主少阴为枢者，最有说服力的是，少阴统摄心肾，心肾者，水火也，心肾相交，水火既济，人身立命之本也。柯韵伯云："少阴为水火同处之脏，水火不和，则阴阳不相顺接。"这是少阴为枢最重要的意义和论证。然而，笔者认为，这仍是一种似是而非的认识，理由如下：

首先，少阴统心肾，仍是嫁接脏腑经络理论，未必符合《伤寒论》三阴三阳、六经辨证理论，这一点已反复强调。

其次，《伤寒论》少阴病篇的条文，与藏象学中"心主血脉，藏神"的生理特性没有半点关系。少阴病篇出现"心"的字眼只有黄连阿胶鸡子黄汤、猪苓汤、大承气汤、猪肤汤等条，然而这些条

文虽有"心中烦"等描述，但显然与"心主血脉、藏神"无关，大
承气汤条"心下必痛"指脘腹，四逆散中有"或悸"的或然证，却
非心系病，而治心系病证的常用方剂，如桂枝龙牡汤、桂枝甘草
汤、炙甘草汤等，并不在少阴病篇，在太阳病篇可以用治"心下
悸"的真武汤，在少阴病篇压根没提到有关"心"的任何证候。岂
止是"心"！少阴病条文中，实际上也没有明文指出，少阴阳虚就
一定是脏腑辨证中的肾阳虚。笔者认为，少阴阳虚乃指全身阳气
不足，不只是肾阳虚，其主药附子"通行十二经脉"，不只是用于
肾阳虚，诸经阳虚皆以为主，《本草经疏》论附子："入手厥阴、命
门、手少阳，兼入足少阴、太阴经，亦可入足太阳。"硬要与肾扯
上特殊关系，只能说"五脏之伤，穷必及肾"，却与藏象学中"肾
主生殖"等生理无关。此外，少阴与肾确有一处共通点，那就是两
者都主封藏，肾主藏精，少阴元气沉潜，然而，这恰恰是少阴主合
的观点。所以，少阴关乎肾，但不等同于肾，少阴统心肾从脏腑经
络学说来看并没有错，但若想当然地把这一观点强加于仲景，是不
符合《伤寒论》少阴病篇的内容。

再次，心肾相交，水火既济，无比重要，不容置疑，但未必就
是少阴"枢转"的结果。郑钦安论水升火降："子时一阳发动，起
真水上交于心；午时一阴初生，降心火下交于肾，一升一降，往来
不穷，性命于是乎立。"水火立于两极，通过水升火降达到交济融
通的最佳状态，但水升火降并不是直上直下，真水不会直接上济于
心，心火也不会直接下交于肾，其中要经过木升金降，中土枢转，

元气因而有五行之变。何谓枢轴？主转动而司出入也，在这个过程中，能够称得上枢机的是中土。放眼临证，以失眠为例，根本病机是阳不入阴，然而，并不是所有失眠都必用交泰丸去沟通心肾，交济水火，柴胡龙骨牡蛎汤、温胆汤、酸枣仁汤等，无一是直接用于交通心肾，但最终都能达到阴平阳秘，水火既济。事实上，认同少阴统摄水火，也不表示少阴就是水火"枢机"而主枢，同时却应该看到，少阴统摄水火，正好说明少阴主合，合者，受纳也，唯其主合，才能统摄水火于一体。

（2）少阴失合为病

从条文所述看，少阴病篇着墨最多的证候是，吐利腹痛、肢厥寒热。元气从阳到阴，是一个消耗减损的过程，所以，三阳病多实热，而三阴病多虚寒。从"气化升降出入图"可以看出，按元气运动规律，太阴为少阴来路，太阴开而少阴合，如果太阴阳虚，元气失于开化，至少阴无以为合，则太阴病所具的"腹满而吐、自利益甚、时腹自痛"等症状将进一步加重，在少阴篇多用"死""不治"等字词加以强调，"少阴病，吐利躁烦，四逆者死。""少阴病，恶寒，身踡而利，手足逆冷者，不治。""少阴病，四逆，恶寒而身踡，脉不至，不烦而躁者死（一作吐利而躁逆者死）。"元气大虚，是少阴病最重要的特性，以阳虚为主，也可见阴虚的情况，如黄连阿胶鸡子黄汤证、猪苓汤证、猪肤汤证等，此外，少阴病还有两个特点，与元气主合的气化有关：

①少阴失合，封藏失司。"合者，所以执禁固之权。"少阴病

比较多见吐利、干呕等失于合降的症状，另一个很重要的失合现象是虚阳浮越。"少阴病，下利清谷，里寒外热，手足厥逆，脉微欲绝。"这里的外热指虚阳外浮。白通加猪胆汁汤条有"服汤，脉暴出者死，微续者生"，脉气暴出，是元气外脱，以上种种，均是少阴元气失合的表现，所以，少阴病不可强发其汗，动其根，伤其合，致下厥上竭，为难治。

②少阴主合，水藏之德，冬至节点，元气自至阴之处，降已而升，封藏之中寄寓升机，经小寒、大寒氤氲酝酿，在立春时节升机勃发，而为"生长化收藏"中春"生"之始，此处传接春生之气。若转接不利，冬春不续，病在少阴，因此，四逆散非温非合，条文却仍以"少阴病"冠首。

元气主合的气化中，合主受纳禁固，物极而反，故升已而降，降已而升的转换，都始自主合的元气中，譬如阳明和少阴。由于升降方向变换，就容易出现转接不利的情况。如阳气本性主升，但夏至时节，元气当升已而降，此时主合的阳明元气，应得到少阳枢助以利机转，所以，笔者认为，少阳除枢助太阳主开，也枢助阳明主合，如大柴胡汤证。相应的，少阴主阴气合，源于太阴元气开化，太阴主开，方向向下，阴性亦降，两者同向，故厥阴作为阴枢，不需要作用于太阴与少阴之间，而更多地体现在枢助阴气升发至地面以上，也就是立春到春分的时段。至于在立春时节，如何促进少阴机转，而交续厥阴，从少阴升机之寓而变为厥阴升发之实，则为四逆散立方之旨。

所以，学者大多认为四逆散证是阳郁，不无道理，如张令韶："凡少阴四逆，俱属阳气虚寒，然亦有阳气内郁，不得外达而四逆者，又宜四逆散主之。"也有以方测证，借脏腑经络学说，从厥阴少阳肝胆气郁解，如《医宗金鉴》："此则少阳厥阴，故君柴胡以疏肝之阳，臣芍药以泻肝之阴，佐甘草以缓肝之气，使枳实以破肝之逆。三物得柴胡，能外走少阳之阳，内走厥阴之阴，则肝胆疏泄之性遂，而厥可通也。"如此解读，也无不可，因为四逆散本就是助少阴降已而升，目的在交接厥阴。厥阴者，阴尽阳生，元气主枢，转枢元气由内至外，由里及表，从地下到地上，元气破土，由阴化阳，万物因而生机续发。

"少阴病，四逆，其人或咳或悸，或小便不利，或腹中痛，或泄利下重者，四逆散主之。"临证中，治疗四肢厥寒，笔者习用四逆散合当归四逆汤，若脉沉弱，再合四逆汤，收效不错，三方在元气升降出入的气化运动中所处的位置颇有意思。此外，对女性月经不调，男性阳萎、精子成活率低、活力不足等，笔者也常配四逆散，都是从激发少阴机转的思路用方。

6. 厥阴元气枢

被誉为"渊博而雷声"的陆渊雷先生一生穷究《伤寒》，但对厥阴篇却有"千古疑案"之叹，可见厥阴篇着实费解。该篇初读之下，确有杂乱无章、条理不清之感，没有清晰的主线脉络，看不出本证、兼证、变证的区别与联系，抓不住正治、误治、失治的关

键与要害，各证候的列举似乎随意为之，证与证之间缺乏逻辑关
联。笔者从元气运动规律及气机开合的特点看待厥阴篇，略有体会
如次：

首先，厥阴是阴尽阳生之处，元气由此从阴化阳，升至地面以
上，故厥阴主枢，这是厥阴的生理功能，相应的，厥阴之为病，根
本病机就是元气失于枢转，阴尽之处阳气不生。从经络循行规律
看，阴经与阳经交汇于四肢末端，若阴阳气不相顺接，最典型的
证候就是四肢厥逆，故论曰："凡厥者，阴阳气不相顺接，便为厥。
厥者，手足逆冷是也。"这是从横向看厥逆的部位特点。

其次，从寒冷程度看，厥冷显然与一般意义的恶寒不同。笔者
有这样的体会，如果是厥逆的患者，手握其四肢，良久亦不觉回
暖，用力握之，可觉寒从深处透出，可见，寒冷的程度重且部位
深，元气热能不能宣达于外。而寻常恶寒，如太阳病之恶寒，手握
患者肢体，稍久即有回温的感觉，可见程度较轻且部位浅表，稍加
温热即可引阳气达表。由此可见，厥阴元气失于枢转，阴阳气不相
顺接，与单纯的元气闭郁不同，除了症状轻重有别，在部位上也有
纵向层次的深浅不同。

从一元生气周流的整体看，厥阴元气源自太阴主开的元气和少
阴主合的元气，故太阴失开、少阴失合，均可导致厥阴失枢，所
以，厥阴病篇有很多属于太阴病、少阴病的见证，如吐、利、呕、
痛，但厥阴篇中，在这些内容基础上突出了厥冷一证，如 353 条：
"大汗出，热不去，内拘急，四肢疼，又下利厥逆而恶寒者，四逆

汤主之。"354条："大汗，若大下利而厥冷者，四逆汤主之。"370条："下利清谷，里寒外热，汗出而厥者，通脉四逆汤主之。"377条："呕而脉弱，小便复利，身有微热，见厥者难治，四逆汤主之。"还有很多没有出具方药的条文，如335条、345条、368条等，可以看作太阴或少阴元气不足，以致在厥阴当枢而失枢，阴阳气不相顺接，故见太阴、少阴证候而兼厥逆。

以上讨论了寒厥，而厥病篇亦有热厥，且虚实夹杂、寒热互见正是厥阴病特点，主流观点认为是热邪郁伏，阳陷于内，热深厥深故也，笔者认为，此说不谬，但比较粗糙，略过了很多值得深入探讨的地方。如三阴病多虚寒，热从何来？厥深热深，那么深在何处？这些都要在整体上从元气周流所体现出的六经规律来认识。

元气周流有阴阳的量变到质变，有气机升降合开，因此阳病与阴病有区别，三阴三阳各自也有不同，在病机、病位、病性上都有体现，具体不一一列举，此处略谈一下笔者关于三阴三阳病位的不成熟的看法。

三阳病的病位，不论从脏腑经络论，还是从层面地界看，或者从八纲解，都有比较明显的疆界，而这一点在三阴病却并不明显。《伤寒论》人人可读，方法、途径各有不同，遵从脏腑经络未尝不可，但不能把太阴属脾、少阴属心肾、厥阴属肝的主张，强加于仲景。除了太阴病提到"脾家"外，三阴病很少明确指出具体的特定病位，但太阴也不完全等同脾家，脾家不完全等同藏象中的脾脏。所以，笔者认为，就整个三阴病而言，病位并没有在横向的平面上截然界划，没有像三阳病那样泾渭分明，譬如吐、利、呕、痛等症状，可见于整个三阴病，太阴、少阴、厥阴篇均有，还很普遍。三阴病的共同点是，都有元气亏虚，热能不足，太阴是阴寒之始见；少阴是阴寒进行性加重，全身阳气不足；厥阴是由阴化阳，由阴出阳，都不在某一特定部位。三者不同处在于元气运动方式不同，太阴病元气失于温化开散；少阴病元气失于温合，同时还有降已而升失常的一面；厥阴则以转枢不利，阴阳不接为特征。由于三者并没有横向部位的截然区分，那么其气化开合不同，只能从纵向的立体层次看。太阴病应最浅，太阴病篇没有厥逆的描述，反有"手足自温"的字句，可见太阴病除阴寒不盛外，部位也较浅。少阴部位最深，因少阴主合，行封藏之德，元气具有降已而升的特点，所以少阴病还会有热证的表现，而这个热还不是通脉四逆汤证那一类的少阴失合的虚阳浮越，而是实热，需用清热法的热证，如293条："少阴病，八九日，一身手足尽热者，以热的膀胱，必便血也。"或303条黄连阿胶汤证："少阴病，得之二三日以上，心中烦，不得卧。"319条："少阴病，下利六七日，咳而呕渴，心烦不得眠者，猪苓汤主之。"太阴病元气主开化，故反而没有热证，厥阴病在少阴降已而升之后，主由阴出阳，如果少阴元气降已而升时热化未得解除，那么在厥阴主枢失常的时候，就可能出现热郁于内，元气应外达而不能，表现热、厥并见。

　　笔者注意到一个现象，少阴病篇有好几处提到血证，除上述293条外，294条告诫不可强发汗，"强发之，必动其血。"可见，少阴病的部位是深入血分的。而最值得玩味的是306条、307条、308条关于便脓血的论述，因为在厥阴病篇334条、341条、367条也是论便脓血，笔者认为，371条白头翁汤证"热利下重"，也应有便血，否则与葛根芩连何异？当然，厥阴篇关于血证的还有不少，提到脓血一证的还有麻黄升麻汤证中"唾脓血"，339条提到"其后必便血"，332条说到"热气有余，必发痈脓"，335条"必口伤烂赤"，从这些条文可以看出，少阴病、厥阴病涉及血分的病证不在少数，这是因为卫气营血四个纵向层次中，血分最深，至阴之地，合当成为少阴气化封藏之所。少阴病深入血分的病证若没有得到及时治疗，厥阴顺接少阴，气化主枢转，从阴转阳，则当从血分始。两者的区别在于，少阴血证多虚寒，如306条、307条、308条是虚寒性便脓血之桃花汤证，而厥阴病篇血证为热证，这是因为厥阴元气顺接少阴而主枢，元气当从阴化阳，若枢机不利，元气失于机转，仍郁于血分，便化而为热，同时因枢转不利，故而兼见厥阴病的标志证候厥逆。如果元气虽郁于血分而并未化热，仍以寒见，则为血虚寒厥之当归四逆汤证。

可见，要讨论三阴病的纵向病位，须以元气周流、气机开合的规律，借助温病学卫气营血的理论加以说明，所谓"厥深者热亦深"，从卫气营血的纵向看或许更有助理解。譬如339条："若厥而呕，胸胁烦满者，其后必便血。"横向部位在胸胁，若不看厥和便血两证，极似少阳病小柴胡汤证，若有这两者，则是厥阴病，厥热互见而纵向病位在血分。进一步言，引入卫气营血的理论，不只是用于说明有关血分的厥证，350 条："伤寒脉滑而厥者，里有热，白虎汤主之。"只是笼统地以"厥深热深"来说明，显然太过模糊，如果从卫气营血的纵向层次，对比太阳病的恶寒来看本条的厥逆，就清晰得多。太阳病之恶寒，是太阳元气失开，表卫闭郁，阳气不展；此条则是邪热闭在气分，枢机不转，阳气不能外达，表里元气不顺接，阴阳断续。故前者只是恶寒，用麻桂温宣，布散阳气即可；后者病厥逆，元气失枢于气分，只能用气分药才能直达病所，不可走表卫，如 335 条："厥应下之，而反发汗者，必口伤烂赤。"

由此可见，伤寒实际上也有卫气营血之分，卫气营血也是元气运动的一种规律体现，但是伤寒卫气营血之辨，与温病学中的卫气营血证是不同的。以病在血分为例，伤寒的血分证有寒热之分，寒在血分，如少阴病篇的桃花汤证、厥阴病篇寒凝血脉的当归四逆汤证，即便是伤寒之热在血分，其出血部位也比较局限，病情相对较轻，大都是局部的便脓血、唾血等，不似温病营血分证，轻则夜热心烦、斑疹隐隐，重则斑疹密布、吐血衄血、神昏谵狂等，这是因为，伤寒血证是伤于寒气，或不化热而始终为寒，或郁而化热，郁于何处则何处化热，故多限于局部，不比温病血分证，邪热耗血动血，表现危急，出血部位广泛，何以故？寒温异气也。伤寒是寒气所伤，温病是伤于温热，寒温气化不同，元气表现出来的规律也不同，相应的理论规范及诊治原则也不同，所以笔者在之前的章节提出了"寒就是寒"的观点，寒不是热，也不是湿、不是燥，伏寒化热与温热直伤不同，如果不明此理，或出于崇古遵经，或出于仰慕仲景，总以广义伤寒把六气混为一谈，难免一叶障目，有失偏颇。若在广义之外，补入狭义之说，笔者看来，十足多此一举，广义、狭义乃后世发挥，从仲景原文看，毫无此意；从临证看，惑于此并无实质助益。当然，从发病角度看，寒、温证候交叉，方药互用，特别是表证期之后，病证入里，这时须考虑到机体从化的因素，临证中务求持平。

温
病
篇

一、伏温合理性及证治探讨

探讨伏气温病的目的是，从整体把握疾病演变动态，使临床有章法可依，从而掌握治疗的主动权。关于伏气温病与新感温病的对比，王孟英在《温热经纬·叶香岩外感温热篇》"大凡看法"一条的按语中，紧扣临证舌脉，剖析证候变化，论述极其精辟，乃亲历有验者，绝非空谈。原文较长，此处不引。可见，伏温客观存在于临证实践中。

"伏气"一词首见于《伤寒论·平脉法篇》："伏气之病，以意候之，今月之内，欲有伏气，假令旧有伏气，当须脉之。"《伤寒例》比较明确地提出伏气为病："中而即病者，名曰伤寒；不即病者，寒毒藏于肌肤，至春变为温病，至夏变为暑病。暑病者，热极重于温也。是以辛苦之人，春夏多温热病者，皆由冬时触寒而致，非时行之气也。"章虚谷曰："病与时气不合，即知其病因旧有伏气而发。"实际上，伏气之说由来已久，在前面章节中，可以大体了解到，明清以前的所谓温病，基本是主伏寒化温，其理论渊源可上溯至《内》《难》，本章再来探讨其合理性其实颇显多余，但尽管如此，仍有不少医家持反对意见，其中不乏温病名家。

吴又可："风寒所伤，轻则感冒，重则伤寒。即感冒一证，风寒所伤之最轻者，尚尔头痛身痛，四肢拘急，鼻塞声重，痰嗽喘急，恶寒发热，当即为病，不能容隐；今冬时严寒所伤，非细事也，反能藏伏过时而发耶？"杨栗山继之："偶尔脱衣换帽，所冒些小风寒，当时而嚏，尚不能稽留，何况严寒杀厉之气？"钱璜则从伏温的立论根本上进行反驳："经文之以冬伤于寒，而曰春必病温者，盖借天地四时，以喻人身之阴阳脏腑，天人一致之理也，非谓冬月为寒邪所伤，至春而发为温病也。"他认为："冬伤于寒，尤为病之内因，乃病之根也。总之，根气一伤，凡遇外邪，皆可成病，但随其时令之或风或寒或温或暑，非预有蕴伏之邪，待时而复也。盖因根本先虚，犹开门揖盗，凡盗者皆可入，更无他说也。"陈平伯也执此说："以冬伤于寒，春必病温的解释，应该是寒藏受伤，外邪得入。"他极力反对少阴伏邪："春温冬温，总属暴感时气，岂是少阴伏邪，不过因少阴真气先亏，温邪易于凑袭耳。"刘松峰也反对伏邪："至于晚发之说，更属不经。夫冬月寒厉之气，感之即发，那容藏于肌肤，半年无恙，至来岁春夏而始发者乎？此必无之理也，而顾可习而不察欤？"

分析上述文字，会发现两件事：

首先，吴又可等反对的是时行外邪，即是说，风寒等时令外邪不可伏藏，对疫邪而言，是有伏而后发的情况，如《温疫论·感冒兼疫》："疫邪伏而未发，以感冒风寒触动疫邪，相继而发也，既有感冒之因由，复有风寒之脉证，先投发散，一汗而解，一二日续得头疼身痛，潮热烦渴，不恶寒，此风寒去，疫邪发也，以疫法治之。"但他并没有进一步指出，为何疫邪可伏，而时邪不可伏。

其次，反对者中如钱璜和陈平伯，认为伏气为病，不是外邪伏而后发，而是正气先伤，复病外感，从他们的论述看，正气损伤在前，发病在后，两者之间，一是有时间差，二是有直接因果关系，笔者反倒认为，这两点似乎正是伏气为病的重要特征。那么，反对意见最有力的质难也就只集中"正邪不两立，外邪不可伏藏"这点上。如钱璜说："风寒之中人，如此之速，岂有寒毒而能安然久处于肌肤之中，半年三月，自冬到春，而始变温，自冬至夏，方变暑病者乎？"祝味菊就更不客气："伏气之说，中医之障，邪正不两立，岂有容邪许久而不病者乎？"

笔者认为，造成正邪不两立的看法，是源于对两者看得太实，认为邪气是实实在在的物事，与正气相害，水火不容，在这样的理念下，当然会导致对伏气为病的否定。但倘若不纠结于正邪互为两物，正邪是否还会是你死我活的关系呢？笔者在《道一始生》"象思维下的正邪观"一章中提出了，病证的产生是"天人相应，主客混然的整体观下，生生之气对生命活动稳定性的维护与修复"，在这样的观念下，正邪不再截然划分，无正邪之分，自然也就不存在外邪能否伏藏的辩论。此外，对临床中感而不发的认识，倒是在反对者祝味菊的论述中得到反向启发。

祝味菊云："六淫为刺激之因素，既病而六淫不复存在，不比细菌原虫，可以蛰伏于人身也。""风寒无形之邪，刺激体腔，及其着体，即不复存在，其诱起营卫之不调，乃人体本身调节异常之表现，表何尝有邪，又何尝有风可祛，有寒可逐乎？"他比喻说："六淫造病，有如媒妁然，及其既婚，媒者休矣。"

笔者以为，就在祝氏对伏气温病的否定中，恰恰蕴含了它的合理性。祝氏反对伏温的两个基本点：正邪不兼容，外邪不能伏藏体内，此外，六淫无形，仅为刺激之因素，无形无质不存在去留一说。但机体会因不良刺激而产生病理改变，却是祝氏"本体疗法"所强调的重点，譬如他说："风寒无形之邪，刺激体腔，及其着体，即不复存在，其诱起营卫之不调，乃人体本身调节异常之表现。"然而这个病理改变却并非必然感后即发，它可以长时间存在却不凸显于外，为人察觉，然后在一定条件下被触发，造成伏而后发的时间差。

内外合因是伏气温病暴发的条件，在内的因素为元气盛衰及升降出入状态，在外的因素为自然界气机升降变化。

以春温为例，患者于冬令感伤寒邪，或称受寒气不良刺激，形成寒则气闭的病理改变，但因伤精在先，故不能即时发热，或见证极轻微，至春日，得春令阳气升发之助，气郁化热，始见里热炽盛。然而并非冬日感邪必发于春，若正气充盛，感邪之后即正邪相争，迅速化热，不致伏而后发；又若元气虚极，虽有气机怫郁，却难以化热化火，感邪即见正气难支，亦不可能延至春日发病。

再论伏暑，元气亏虚之人，夏月受邪，虽有怫郁在内，但因正本不足，又或者夏月气主发泄，气机或可宣通，故不即病，然而体内气机怫郁的病理改变并未解除，至秋，气主肃降，人与天应，机体怫郁加重，热便由里发外。此时天气肃杀，若病至此方发，说明元气不足已甚，必借天气之肃降加重气机怫郁程度，方能化热外发。倘此时还不能化热外发，而需待至深秋甚至初冬，要藉冬令敛藏之主气方能迫其怫郁化热的话，则说明元气更虚，病也更重，故吴鞠通说："气虚不能传送暑邪外出，必待秋凉金气相搏而后出也……虽金风亦不能击之使出，必待深秋大凉初冬微寒相逼而出，故尤为重也。"

由此可见，伏温之发病，是体内怫热郁结到一定程度的向外暴发，进一步从天人相应的整体观剖析，可知其实质是：以元气盛衰为导向，以气机升降出入失常为主要内容，人体自身变化与自然界变化相应和的结果。《素问·阴阳应象大论》："冬伤于寒，春必温病；春伤于风，夏生飧泄；夏伤于暑，秋必痎疟；秋伤于湿，冬生咳嗽。"须知，伏气理论本来就不是专为阐释温病而设，它在发病学上具有广泛而深远的意义，感而即病和伏而后发，得从人体内外气化感应上灵活看待。

于是，这里就有一个关键问题，当病证没有表现出来时，如何判定已有外邪伏藏？或已受不良刺激？当病证显现时，如何断定不是当前所感，而是之前所伏？这个问题也是伏温论者没能自圆其说的难点，但却是临床医家不得不考虑的重点。吴又可在《温疫论·〈伤寒例〉正误》中就这样诘问："风寒所伤……当即为病，不能容隐，今冬时严寒所伤，非细事也，反能藏伏过时而发耶？更问何等中而即病？何等中而不即病？何等中而即病者头痛如破……乃致伤生；何等中而不即病者，感则一毫不觉，既而延至春夏，当其已中之后，未发之前，饮食起居如常，神色声气，纤毫不异，其已发之证，势不减于伤寒。况风寒所伤，未有不由肌表而入，所伤皆营卫，所感均系风寒，一者何其蒙慒，中而不觉藏而不知；一者何其灵异，感而即发。"吴又可不仅是具有丰富实战经验的临床家，还是治学严谨的思想者，非泛泛空谈、学而不思之辈可比，他所提疑问确实既符合临证实际情况，也源于伏温论本身并未统一认识，其重要分歧在于：

1. 伏邪性质。王叔和、王冰、叶天士、柳宝诒等认为伏邪应为寒邪或寒毒；刘吉人、沈宗淦等认为"六淫伏邪"；何廉臣则认为"伏火"是伏气温病的共同病因。

2. 邪伏部位。王叔和认为"寒毒藏于肌肤"；巢元方认为"寒毒藏于肌骨"；喻嘉言、张路玉、叶天士、柳宝诒等主张邪伏少阴；俞根初、张锡纯则以吴又可"膜原"学说为基础，认为邪伏膜原。

　　上述两点，聚讼纷纭，但好在从临床实践看，似乎并不影响论治。笔者浅见如下。

　　伏气温病，不论初感何邪，至发病时，都以火热里发为特点，此为立法依据，尚不论初感之邪早已无法辨识，即使辨得初感为寒邪，也不可置里热炽盛的证候不顾，而执迷辛温表散，故探求伏邪的性质已不再具实质上的辨证意义。至于发病部位，则取决于元气盛衰程度和气化失常的具体部位。章虚谷云："是言温病初由伏邪，随气血流行在诸经中，及其邪之发也，不知何经而动，既发之后，各随其邪所在之经而治之，其发无定处，故无一定之脉象可示也。"也就是说，总以"观其脉证，知犯何逆，随证治之"，若拘泥于必为何邪，必发何处，而印定眼目，反失辨证论治精神。

　　伏气温病初起即见里热炽盛，与新感温病卫气营血从外到内的演变相反，故治法历来强调清泄里热。笔者认为，此法固然不谬，但尚未曲尽其意。由上述可知，伏温本质上是气机升降出入障碍，怫热欲外透而不能，疾病因此而生，亦须由此而解，故清泄里热并未直中肯綮，而宣展气机，透热达外，才是论治之精义所在。气机宣透必须具备两个条件：一是元气充足；二是气机通畅。伏温暴发时，正是气火闭郁最甚之时，元气剧烈消耗，甘温补益却绝非所宜，泻火坚阴才是此时存元固本之法，《三时伏气外感篇》："热伏于阴，苦味坚阴乃正治也。"因此，苦寒之品不可不用，但由于其苦寒降泄与怫热以外透为顺的特性相悖，故亦不可过用。若热伏营血，尚须以滋阴生津之品充养营血，使玄府保持充分的流动性，在此基础上，营分证配以质轻味薄之竹叶、银花、连翘等轻清宣透，推动气机运转；血分证则予丹皮、生地、赤芍等凉血活血化瘀，促进血液运行，两者用药虽不同，但不外开通玄府，宣畅气机，达到“火郁发之”的目的。由是观之，叶天士所举清热泻火、清营养阴、凉血散血无非是不同的阶段采用的不同手段，主旨乃是立足元气，转动气机。

二、从辛凉解表到辛凉清解

从辛凉解表到辛凉清解，笔者的认识分两段，一是从辛温解表到辛凉解表，再是从辛凉解表到辛凉清解。

很明显，辛凉解表是相对辛温解表而言，用于温病初起，但是，以明清为界，辛凉解表方剂的结构前后大异，正如何绍奇先生言：“此方（作者注：指九味羌活汤）亦以羌活、防风、白芷、苍术、川芎等辛温药与苦寒的黄芩、甘寒的生地相伍，而名之为‘辛凉’者，大率清代叶天士之前的所谓‘辛凉解表’者，皆此类也。”[1]这是因为明清以前所谓的温病大都是伏寒化温，而“自感温病，仲圣未论，详于叶氏”（王孟英《温热经纬》），所以，之前

---

[1] 何绍奇. 读书析疑与临证得失. 北京：人民卫生出版社，2005.

的"辛凉解表"均是辛温发散药配寒凉清热药的结构，究其实质，仍在大青龙汤、麻杏石甘汤的框架里，从整个处方的方义来看，既解表又清热，但稍加分析就不难知道，负责解表的仍是辛温发散的麻黄、桂枝、羌活等，寒凉药则针对寒郁化热入里，这与明清时期，连翘、薄荷、菊花、蔓荆子、牛蒡子等，本身同时兼具辛散解表和寒凉清热两种性能的药物显著不同。笔者认为，这才是真正的辛凉解表方药。章虚谷曰："仲景论六经外感，止有风、寒、暑、湿之邪，论温病由伏气所发，而不及外感，或因书有残阙，皆未可知。后人因而穿凿附会，以大青龙、越婢等汤证治为温病，而不知其实治风寒化热之证也。"可谓一针见血，何绍奇先生是看到两者区别的，但似乎表达的并不彻底。

病机决定治法，辛温解表配寒凉清热，用于"伤寒而成温"者，即伏寒化温，辛凉解表则用于温邪中人即病的新感温病初期，所以，笔者不认为辛凉解表法源于《伤寒论》，它是温病学的重要贡献。究其原由，根本在于寒温气化不同，导致了伤寒、温病在感邪途径、发病形式、病证传变上有明显区别。正因如此，辛凉解表，特别是"解表"一说，就值得进一步审视。寒伤于表，其气凝涩，表气闭郁，故辛温解表，无可置疑，而由于寒温异气，新感温病初起是由口鼻吸入，温邪直伤于肺，"肺主气属卫"，肺热闭郁，卫气失和，可见症状看似在卫表，但病机却在肺，因此不可发表。要注意的是，并不是风寒初起用辛温解表法，风热初起就是想当然对应辛凉解表，赵绍琴教授云："'在卫汗之可也'不是手段而是目的。"赵老认为"辛凉解表"应为"辛凉清解"，一字之差，理念大异。

这里有一个小插曲，笔者很早以前曾读过一本专论外感热病的书，书名已忘，其中就对比了伤寒、温病的异同。作者持的观点是，寒温外邪均可从皮肤及口鼻而入，不应凿分寒邪从体表皮肤入，温邪从口鼻入，作者举了一个很有说服力的事实，让我印象深刻。他说冬季带口罩可以预防感冒，可见寒邪也自口鼻而入，至于温邪怎么从体表皮肤侵入，由于时间太久，我就记得不大真切了。我当时一见，觉得很有道理，这也确是事实，甚至是常识，顿时对寒温感邪途径产生怀疑。直到有了一定的临床经验，发现临床上，感冒寒邪伤人，不论戴口罩与否，均以表气闭郁的证候最先见，且最突出，"或已发热，或未发热，必恶寒"是临床真实写照，虽然后来也会有呼吸道症状，如咽干、喉痛、咳嗽等，但都出现在恶寒、发热、身痛等寒邪闭表之后，可以推断乃寒郁化热所致，初起即病寒凝咽喉者不多见，而对比温邪初感，则常以发热、咽喉干痛为早期症状。所以，我反复思考后认为：人生于天地气交之中，体表皮肤与口鼻气道都是交通内外的渠道，感触吸受，不论寒邪还是温邪，都可以从这两个通道侵入人体，但是发病形式有所不同也是临床事实，当寒邪没有从化为热时，更容易表现为寒闭体表的太阳伤寒见证，而温邪开泄，对体表肌腠的影响，远不如直接吸入时对口鼻咽喉的损伤严重，因此，由于初起见证不同，寒温感邪途径就会表述为：寒自体表侵入，温自口鼻吸入。反过来说，当出现症状时，外邪到底从何途径而入其实不必纠结，也没有实际的辨证意义，因为客观证候才是我们论治的对象，但做那样的表述，有利于认识寒温异性，从而提示相应的治法方药，譬如"辛温解表"与"辛凉解表"的区别，再从"辛凉解表"到"辛凉清解"的转变。

前面曾说到胡希恕教授论三仁汤时，从八纲表证解读麻杏苡甘汤与三仁汤，认为三仁汤证就是"湿遏热郁的风湿表证，正宜麻黄杏仁薏苡甘草汤"。[1]笔者斗胆，以为胡先生此处颇嫌武断。三仁汤宣肺展气化湿，麻杏苡甘汤解表散寒除湿，但是，寒湿化热不等于湿温直伤，宣肺不等于就是解表（解表与宣肺有互通互用之时，但在明理时不可含糊，特别是在寒温异气的情况下）。寒从表入，当然可从八纲表里看，有表证当然需解表，风湿表证用麻杏苡甘汤很对证；而湿温从口鼻吸入，病不在表，三仁汤证有"头痛、恶寒、身疼痛"，却不是寒邪在表，而是湿热郁闭三焦导致阳气失于宣发，宜从上、中、下看，在上则宜轻宣气机，化气除湿，故三仁汤不用辛温雄厚的散寒解表药麻黄，而用宣肃肺气药性平和的杏仁。若不从寒温异气来看，老是从伤寒角度看温病，难免会有三仁汤不用麻黄之惑，所以，同为伤寒大家的刘渡舟先生也为吴鞠通感到遗憾，笔者倒以为大可不必。

---

[1] 胡希恕.胡希恕讲《温病条辨》拾遗.北京：人民军医出版社，2010.

三、卫气营血之辨

从上一章可以看出，从辛温解表到辛凉清解，是寒温气化不同，元气出现不同反应规律而制定的不同治法。民国医家祝味菊先生以五段论伤寒，认为客邪侵入人体，体内正气势必起来抗争，根据邪势和正气的盛衰变化，必然会出现各种复杂多变的证候，伤寒六经，就是从整体出发，根据所产生的各种证候特点，正气强弱，受邪轻重，病位深浅，以及病情的缓急，进行分析归纳，组成六个不同的证候类型，而五段之说则是把邪正相争分成五个不同的阶段，体现了应顺人体自然疗能的学术思想，使"六经"邪正相争的本质更明朗化、具体化，更加容易理解与掌握。[1]人体对外邪侵袭有自愈康复的能力，祝氏称其为自然疗能，实为元气的功能之一。尽管伤寒六经与温病中的卫气营血、三焦有异，但基本理念都是根于一元生生之气，相应的，温病卫气营血辨证和三焦辨证，与六经辨证一样，也是基于元气在温邪刺激下的病理反应规律而总结的辨治方法。

卫气营血，内外深浅，层次分明，叶天士概括为："卫之后方言气，营之后方言血。"须注意的是，叶氏此语是示以规矩，决非教人死守成法，临床上，病证之来，未必会由浅入深，逐次传变，

---

[1] 陈熠，陈苏生.伤寒之五段说.中医杂志，1993，22（5）：264.

好比伤寒，也不会一成不变地按六经依序发病，也有越经、直中、两感、并病、合病的情况。分看各经，《伤寒论》证治法度之森严，绝不在温病之下，譬如"少阳中风……不可吐下，吐下则悸而惊""少阳不可发汗，发汗则谵语""太阳病，有外证未解，不可下之，下之为逆""少阴病，脉微，不可发汗"等。然而，规矩之下，医法当求圆通，要在医者以动态的眼光看待病证变化，正如六经辨证中有葛根汤、柴胡桂枝汤、麻附细辛汤、桂枝加附子汤、栀子豉汤、大青龙汤、麻杏石甘汤等以治合病、并病，或者过渡证。"温邪热变最速"，单纯的卫分证并不多见，病人来诊时常已卫病及气，或者更深，卫气合病，气营合病，卫营合病，也当合法治之。譬如，单纯卫分证用银翘散，但若卫气合病，则嫌清热不足，未尝不可合用白虎汤，或加苦寒清热药，同样道理，气分热盛用白虎汤，若病及于营血，亦有化斑汤、玉女煎（孟英云："白虎加地黄法。"）等之变，但治法合参，方药兼顾，并不表示可以不遵病位深浅、前后缓急的原则。

　　随证应变与谨守法度同等重要。某些温病来势凶猛，进展极快，一日数变，若不知应变，先证而治，往往坐失良机，不能截断病势进程。但截断之法，并非在卫气营血之外另有发明，而是对卫气营血辨证的灵活对待，旨在反对墨守成规，强调医者当具不法常可的眼光，然而须知，何药治卫气，何药入营血，却仍在叶氏厘定规范之内。既是如此，就应该同时看到，卫气营血层次不同，其气化特征、证治法则，乃至具体方药也不同，若不谨守法度，在卫分而用苦寒降泄，则凝涩气机；在气分而用清营凉血，则引邪深入，故知变通又当在规范之下。西方一位教育家说，过度的自由实际上是在提倡野蛮，信然。

规矩与变通，自由与约束，分寸不易拿捏。卫气营血原本是一气四化，疑似之间，尤其考究医者见微知著的水平。笔者浅识如下：勿伤元气，勿逆气机，层次分明，灵活变通。

（一）勿伤元气

皆知温病家善用寒凉，但善用是明利害而知趋避，绝不是好用、习用，更不是滥用，实际上，从"寒凉派"始祖刘河间开始，温病学家对清热法，对寒凉药，都很审慎。据统计，《黄帝素问宣明论方》列348方，偏于寒凉的方仅占13%，而偏于温热的方占21%，寒热并用的方占66%。[1]王孟英云："所谓清气者，但宜展气化以轻清……不可遽用寒滞之药。"正是其学术精粹"运枢机，通经络"的体现，绝非见热清热者，特别是湿热类病证，率用寒凉，有冰遏凉伏之虞，气化因而窒涩。薛生白《湿热病篇》："湿热俱盛之候，去湿药多、清热药少者，以病邪初起即闭，不得不以辛通开闭为急务，不欲以寒凉凝滞气机也。"章虚谷曰："清气热不可寒滞，反使邪不外达而内闭。"

[1] 毛德西. 刘完素对《素问》病机十九条的发挥. 河南中医，2001，24（10）：5.

诚然，温病最显著和最危重的症状是发热，但若只看到温热邪毒和清热解毒，那就是一叶障目，不从元气气化的角度看，很容易陷入滥用清热的误区。中医治人以治病，药以纠偏，凡药皆有偏性，特别是寒凉药，本具杀伐之性，一伤元气，二闭气机，若不辨明病位层次，一味滥用、过用、早用，病在卫分而苦寒清气，在气分而用泄营凉血，不仅没有安护未受邪之地，十足先伤之，温病学的说法是"引邪深入"。不少医家对此说法颇有异议，但笔者认为，道理就是这样，先伤于内，则病位理当进一步内陷。譬如太阳病，表不解而先下之，或成结胸，或陷阴证，"引邪深入"四个字是形容病位的深入和病情的加重。但同时，如果恐其内陷少阴，未见"阳证阴转之机"，病在太阳而想当然地用附子先安少阴未受邪之地，同样是"前后不循缓急之法，动手便错"，而如桂枝人参汤、桂枝加附子汤、真武汤等，因早汗、过汗误治，是有明显内陷于里的表现，而不是未病先防，只不过"温邪热变最速"，提前预判病证传变，要求医者须更加敏锐和果断。仲景的思想是"观其脉证，知犯何逆，随证治之"，是观其客观脉证用药，而不是从理论推导用药，当然，如果舌脉症征有入气入血的表现，则又须当机立断，决不手软，在邪热炽盛的情况下，清热解毒就是护正，苦寒降泄就是坚阴。可见，根本立足点仍是一元生生之气，而把西医炎症等同中医热证，清热药当作消炎药者，则离治温之旨相隔又何止一层。

(二) 勿逆气机

这是从元气运动的角度审视温病治法, 特别是对清热法的再认识。赵绍琴教授说: "温病不是清, 而是热郁外达, 是宣!" 进而提出 "透热转气可用于温病各个阶段", 可谓振聋发聩! 笔者以为, 这正是透过温热的表象, 从元气升降出入论治温之法。要看到, 清热药有辛凉清散, 有苦寒降泄, 其性皆寒, 但对气机的影响和导向不同, 同样清热, 大青龙汤、麻杏石甘汤、白虎汤用石膏, 而泻心汤诸方用芩连, 就是因为石膏辛寒而甘, 清热达表, 其气散; 芩连苦寒而燥, 清热泻火, 其气降。如何拨动气机, 透转气火, 导热外出, 应当根据当前病证需要, 先了然于心, 或宣散或降泄或疏瀹, 哪有随手乱用之理。笔者依稀记得, 当年研究生入学复试笔考, 最后一个病案题, 患者发热, 口干渴, 便溏, 舌苔黄白而腻, 脉象已忘, 误用白虎汤而病增, 笔者给出的答案是葛根芩连汤加苍术、藿香, 就是从气机升降看, 治当苦寒燥湿兼升清化湿, 芳香运脾, 不过, 正确答案至今也不知晓。

(三) 层次分明, 灵活变通

从上述可知, 温病虽重清热法, 但非滥用, 清热药亦有辛、苦、甘、咸之分, 这是因为卫气营血, 病位层次及气化特点不同, 病情也有轻重程度之别。实事求是地说, 如今临床所见, 营血分证，尤其是血分证，已很难轮到中医治疗，特别是门诊中医，但并不表示中医治不了。2008 年 8 月，笔者治一亲戚，女，50 岁，先有感冒，服药未完全治愈，后又在暑天连续田间劳作，忽发双下肢大面积片状出血，患处略高出皮肤，色鲜红，发烫而痛，上肢也有，心烦口干，尿如茶色，短少。素有甲状腺疾患，平时舌淡红质嫩而干，脉沉弱。当天下午，电话告知笔者后，我让她赶紧到医院来，但由于家住乡下，时间已晚，来不及乘车，所幸城中有当地熟人正要回去，我根据平时舌脉体质及当前病证，认为气阴两虚，热入血分，用犀角地黄汤合生脉饮，以大剂水牛角代犀角，去五味子，代以浮小麦，加小量荆芥、豆豉宣透，2 剂，嘱其频服，明日须进城住院。翌日，电话询问，当晚煎服 2 次，次日血斑消除大半，已不发热疼痛，色偏紫黯，小便量增色淡。我恐其有变，仍嘱进城住院观察，但她并未遵从，把余下一剂服完，渐愈。像这样的病证，到医院就诊，多半会收治住院，至少也得急诊留观，首选中医治疗的不多。西医的快速补液，纠正电解质紊乱，及各种急救措施确实可补中医之短，但也并非无往不利。笔者体会，至少有两种情况，输液效果并不理想：一是元气虚衰者，二是湿重或饮盛者。当今社会，生活富足，饮食滋腻，不少民众盲目进补，错误养生，病痰湿或湿热者甚众，诊治这类病证，恰是中医之长，即使是针对血分证的凉血散血法，通过变通亦可再成利器。譬如笔者辨治皮肤病，通常不遵"肺主皮毛"的脏腑辨证，也不执守祛风杀虫，而从卫气营血四个层次，及气机升降出入辨析。不少皮肤病，如风疹、斑疹、湿疹、痘疮等，证见患处瘙痒难忍，并且有不少表现为夜重昼轻，尤其是还观察到，很多患者，须一直搔抓到破皮出血，方得缓解，笔者因此认为是卫分失宣，热郁营血，破皮出血恰是可令血热外达之出路，故能因此缓解，从而采用开卫泄营凉血法，以下方为基础：赤芍12g、丹皮12g、紫草20g、荆芥10g、防风10g、刺蒺藜30g、连翘15g、水牛角20g、生地10g、玄参10g、麻黄3g，夹湿加地肤子、苦参、苡仁、土茯苓、白芷；兼瘀加桃仁、红花；若患处溃烂，加蒲公英、地丁、忍冬藤，效果比较满意。后来与伤寒合法，认为气化失常，未必只能单从卫气营血的层次规律看，六经亦是元气反应规律，若有六经营血分见证，未尝不可合以伤寒六经辨证法，故常以上方合小柴胡汤、合大柴胡汤、合麻黄汤、合桂枝汤等，可参本篇《伤寒篇·少阳元气枢》一节，不妨称之少阳营血证、太阳营血证，则疏通气化，又不止开卫一法，枢转少阳，开宣太阳，皆是通调气机，而清营凉血则如一，称"透热转气"可乎？

寒温统一篇

　　笔者读研期间，也曾对寒温统一做过一番探索，但结果并不满意。有个问题从那时起一直困扰笔者到现在：伤寒温病为什么一定要统一？这是在讨论寒温怎样统一前，必须认真思考的前提。在有了一定实践体验后，笔者却发现，临床治效不佳，并不是寒温没有统一之故，相反，更多的却是惑于寒温混淆，胸无定见。粗读寒温争鸣史，伤寒家批评寒凉之误用，温病家指谪温补之泛滥，双方所举均是事实，可知寒温误用，不代表寒温理论本身谬误，乃学者自己有失偏颇，而造成这种弊端的原因，决不是寒温没有统一，其根源恰恰在于对寒温两种理论的认识含混。试想，倘若真能明辨寒热，熟练掌握六经辨证和卫气营血、三焦辨证，根据临床所见，择善而从，思想上没有执念，临证自然不会犯寒寒热热之戒。相反，太过强调寒温统一，特别是在寒温辨证法各自利弊忌宜尚未了然于胸的情况下倡导统一，无形中就给学者以暗示，寒温必有主从取舍，从而先失平等心，未必有利学者，这就不得不令人再次反问："寒温为什么一定要统一？"

以上只是笔者个人愚见，从众所公认的客观实际看，自寒温论争始，倡导者和反对者从理论到临床，各自都言之凿凿，偏听一方，都觉有理，两者合参，却难适从，那么不妨从以下事实看：两方阵营中，均有着手成春的济世良医，临床水平难分高下，这是否说明寒温不统一，并不妨碍成为临床高手？

且把寒温统一的必要性放在一边，从正面看寒温统一，不外三种方式，前面两种是用伤寒六经辨证统温病卫气营血、三焦辨证，或者反过来，第三种则是将两者统一到另一套理论上。

关于前两种方式，不少医家做过大量论证，此处难以详列，然而笔者却认为，如果寒温可以相互统一，那其中之一早就没有存在的必要。这样说看似简单粗暴，但事实是，一种学术的产生是众多因素共同参与的结果，有其特定的时代背景，包括社会生产、气候变迁，以及中医上的五运六气等，但最最重要的是临床诊疗需要。温病学的兴起显然是补伤寒法之未备，仲景自己也说"未能尽愈诸病"，这才是实事求是的精神。《伤寒论》第6条："太阳病，发热而渴，不恶寒者，为温病。若发汗已，身灼热者，名曰风温。风温之为病，脉阴阳俱浮，自汗出，身重，多睡眠，鼻息必鼾，语言难出。若被下者，小便不利，直视失溲，若被火者，微发黄色，剧则如惊痫，时瘛疭，若火熏之。一逆尚引日，再逆促命期。"有医家因此附会温病学之源于《伤寒论》，但很明显，这与后世温病中的风温名同实异，理法方药更无相通，且温病学是否源于伤寒还并不是重点，重点是，六经辨证与卫气营血、三焦辨证，并列为外感热病主要辨证法，从历史辩证的角度看，是应疾病多样性、复杂性的客观需要，并不取决于个人意志。我们通过伤寒六经辨证和温病卫气营血、三焦辨证，把相应病证名之曰"六经病""卫气营血证""三焦病"，这是对病证所表现出来的客观规律进行认识且命名的过程。规律是客观存在，不是凭空发明创造出来的，那么它总有痕迹可循，因此，伤寒、温病都能在更久远的医籍如《内经》《难经》《神农本草经》中探知其渊源和发轫，当历史条件成熟，就有杰出医家将之拈出，进行整理规范，成为完整的体系。六经辨证和卫气营血、三焦辨证，作为认识伤寒和温病规律的方法论，分别由张仲景和叶天士、吴鞠通等发现、研究、总结、运用、传承，并经数百上千年的实践反复检验，证明其正确性，先贤之功绩让人肃然起敬。然而，形成外感热病寒温并峙的辨治格局，起决定作用的还是病证客观存在的反应规律，不是个人意志，也不是发明创造，而人体之所以有种种不同的反应规律，是人体的复杂性决定的。面对人体奥妙，恐怕哪种理论都是不同角度、不同程度的盲人摸象，我们要做的是，积极发挥主观能动性，通过观察、发现，进而研究、总结更多的反应规律，同时纵向深入进去，须知既有可依循的规律，则背后必有可挖掘的本质，笔者愚见，或许这才是研究的重点，而不是在方法论的异同分合上纠缠。

第三种做法，是用另一套理论将寒温统一起来。笔者尊重每一位相关医家在这项工作上的付出和努力，衷心敬仰其锐意进取的创新精神，也理解试图通过寒温统一弥合两者分歧的苦心，但就目前取得的成果看，笔者拙见，那只是用第三方的视角研究寒温的共性，并未使寒温达到水乳交融，要知道中西医不同体系，尚且有汇通之处，同为外感热病主要辨治手段的六经辨证与卫气营血、三焦辨证，有交集、有共性，不足为奇，不代表两者可以就此合而为一。况且，研究者理念不同，视角不同，切入点不同，研究方法不同，导致寒温统一的基础理论远未达成共识，言人人殊，这本身也佐证了所谓寒温统一，实质只是各家用以研究寒温共性的一种视角。所以，我们看到的临床事实是：到目前为止，尚没有一套公认的，可以媲美伤寒六经辨证和温病卫气营血辨证、三焦辨证的，独立而完备的外感热病辨证体系，来取代六经辨证和卫气营血、三焦辨证，临证中，一仍旧贯，这是否说明寒温统一的契机并未到来？

但是，有一个极其重要的原则当为医者诚，作为临床医务工作者，临床治效才是根本追求，在救死扶伤的最高宗旨下，唯效是务，所有分歧都是人为的，任何主观偏执都是不负责任的，理论探讨可以，但若因此心存芥蒂而影响判断，那么是否应该返回原点，重新审视学术争鸣的目的和选择吸收的重点？就伤寒、温病而言，不论是否统一，医者不可有门户之见、把寒温截然对立，这是划地为牢、故步自封的做法。寒温可以合参，且必合参，但不须凑合，且不必凑合，积极发挥主观能动性，同时保持清醒与客观，行乎当行，止乎当止，个中旨趣，寤寐求之。

『守一，法阴阳，参变升降』下的脉学探索

一、问世间，脉为何物？

脉诊是中医学最具特色的诊法，历代医家无不高度重视，不敢懈怠，因而积累了丰富的脉诊经验，脉学著作汗牛充栋，然而脉书所列，《脉经》24 种，《濒湖脉学》27 种，《脉诀汇辨》28 种，《诊家枢要》30 种，区区数十种，何以应对复杂多变的临床见证，就算《文魁脉学》700 余种脉象[1]也不可能涵盖所有，可见，脉书所论，乃是示以规矩，变通在人，而变通之根本在于认识脉象的基本构成要素，所谓万变不离其宗，以基本要素为切入，可以执简御繁。笔者初学时，以记诵脉象及其主病，临证中脉、证对号入座；笔者开始思考脉学，并略有体会，则经历过以下转变：

第一阶段，脉为气血之先。这句话见于《濒湖脉学·经脉与脉气》："脉乃血脉，气血之先。血之隧道，气息应焉。"这与《灵枢·决气》"何谓脉？岐伯曰：壅遏营气，令无所避，是谓脉"一致，故知脉的基本构成要素为：气、血、脉道。气血相搏，脉道束之，三者为脉的最基本要素，脉象不论变化多繁复，都在这三者之内，分析脉象也当从兹入手。阴成形，主静，血也；阳化气，主动，气也。在这一阶段，笔者识脉以辨虚实为纲。张景岳云："千病万病不外虚实，治病之法无逾攻补。"以虚实为纲，所有脉象均

---

[1] 赵文魁，赵绍琴.文魁脉学与临证医案.北京：学苑出版社，2010.

在虚实的前提下认识。如数脉未必尽热，迟脉未必皆寒。数而有力为实，可清；数而无力为虚，宜养。迟而无力为虚寒，可温；迟而有力为实滞，当通。虚实在指下具象为气血，从脉的形体和脉的力度辨有余不足。如指下脉体虚，如细脉，或按之脉中空豁，多从阴血虚；指下脉形实，如大脉、缓脉、滑脉等，从阴气过盛考虑，如痰湿等。脉道也参与脉象的形成，脉道紧张失于和缓，多从寒气盛、情志急、胃气虚、虚阳浮，如紧脉、弦脉，甚则革脉；脉道松弛多从气虚鼓动无力看。三者分述，看似条理清晰，但实际上，一个脉象是三者共同作用形成，不可能截然分开。如缓脉，主湿，阴气过盛，但同时也表示阳气不旺，因为从反面看，如果阳气盛，而阴液足，就不会缓而是滑。阴阳合和，气血相搏是为脉。

这时候，笔者认识到，脉的主体应是气血变化，脉道相对次之，气化才是诊脉的重点和主体。所以，很多时候指力得透过脉道，排除脉道的干扰，纯粹地探查气血变化。譬如紧脉，脉道紧张固然称紧脉，但不少老年患者，或心脏病患者，血管硬化，触之失于柔和，但透过脉道按查气血，并未有紧束之象，不能从紧脉辨。相反，有些脉象单从脉道上体会，管壁柔软，但透过脉道按压，气血充实凝敛，这时又当从紧脉辨。"脉乃血脉，脉为气血之先"，这一阶段，认识到脉即气血，临证中要从脉的基本要素——气血变化上分析脉象，而不仅仅由表面上的脉象主病机械对应。

下一阶段，仍围绕"脉乃血脉，脉为气血之先"，但重点却在"先"字的思考上。

这个"先"很有意思。笔者识见有限，尚未看到对"先"字的深入阐释，但既然是"先"，那就表示脉并不是气血本身，这是从字面上理解。然而，气血是构成人体最精微的物质，从人体化生次序看，相比五脏六腑、形体官窍、毛发爪甲，气血必然最早生成，而后者更赖气血灌注才能得到滋养生长，所以，要探索先于气血的存在，只能从个体创生之初上求。

《灵枢·本神》："生之来谓之精，两精相搏谓之神。"父母精血交媾而有子，是生生之气的传承，此时子体气血未生，但神机已寓，先天元气既成，脉息便寄于无形之中。当气血生成时，脉息即以有质之气血为基本形式，借气血灌注的途径将一元生生之气贯彻全身，支持机体生长发育，乃至后天供给，故"脉为气血之先"，是言脉以先天元气为基础。应注意的是，我们指下所得，乃机体的有形脉动，它不仅仅包含先天元气，且受后天充养，是先后天元气合而为一，如果从五行脏象学的角度表述，是为水土合德，肾脾所主。但笔者以为，此说尚未曲尽其意，元气禀受于父母，肾只是藏纳之处，及至后天，元气既受水谷滋养，更吸纳清气以为补充，同时也得肝气疏泄、心气鼓动的襄助，所以后天不仅仅指脾，故尺寸之内能候五脏六腑。前面相关篇章讨论到，子体脱胎断脐之时，先天元气落于脐下，后天呼吸即成，脏腑功能从此展开，先后天便合为一体，故脉息所见，是包含了先后天在内的、充满生生之意的一元气。

脉必有胃、神、根方为最佳，何谓胃、神、根？往来柔和从容，节律一致，按之不绝，这是对胃、神、根的描述和判断，却非其实质。笔者以为，"生之来谓之精，两精相搏谓之神。"脉"有神"，指从脉象可候先天元气充足，神机不乱，表现为至数有节，生气盎然；"有胃"，指经后天充养，生机接续，《道德经》云："绵绵若存，用之不勤。"只有后天得到补给，才能绵绵不断，绵绵既有绵延不断，亦有柔和从容之意。我们可以从反面加深理解，与"有胃"相反的脉是弦硬，即少"绵绵若存"之意，是为不佳，须知柔则长存，刚则易折；"有根"，指先天元气在与后天合化过程中，寄于肾中，不能妄动离位，因此体现在沉按不散及尺脉不绝上。脉之胃、神、根正好概括了元气从先天到后天，乃至合而为一的演变。

　　以上是笔者目前为止的思考所得。再回头看"脉乃血脉，气血之先。血之隧道，气息应焉"。血脉是脉的外在表现，气、血、脉道是脉的基本构成要素，其中气血是形质主体，背后蕴藏着一元生生之气盈缩消长的实质。当然，笔者观点未必就是原意，亦非脉学真谛，只是以此为机缘做了一番畅想。

　　问世间，脉为何物？

　　脉为气变之机，作为患者，平脉为常，病脉为变，有脉则生，无脉则死；作为医者，脉又为医家秘奥，以窥生死之门，是医者毕生修习的技能，不可不察，多少医者——笔者亦有亲见，自己生命垂危，病榻之上仍颤抖着伸手为人诊脉，真正做到至死方休。

二、脉里天地

明确了脉的构成要素和实质，那么从脉诊里能看到什么，该看到什么，该从哪些方面看，也就有了大致轮廓。

由上一章可知，一元生机以气血为基本形式灌注全身，而气血以脉为外在表现。从形体构成看，气血就是脉，脉就是气血，从气血变化到脉象变化，即时对应，没有过渡，因此，脉是对元气最原始、最直接、最灵敏的反映，故知脉诊是为查探元气状态，包括元气的强弱盛衰及运动变化。与舌象相较，舌质之老嫩、胖瘦是气血长期灌注所成，常体现相对较稳定的体质形态，对病证变化的反应并不及时，舌苔则要经过胃中浊阴蒸腾这个中间环节，主要用于诊断有形湿邪为患，苔滑腻固然主湿浊痰饮，不滑腻也不代表没有湿浊结聚于他处，这些不定因素导致对病证的诊断不如脉象来得直截晓畅。同理，其他客观体征也存在这种影响因素较多的情况，不能直接体现气血变化，而自觉症状从患者口中表述出来，本身就带有一定主观性，在通过症状捕捉病机之前，尚须先从患者的表达方式辨认其可信度。综上考量，笔者的主张是，以脉为先，气化为象，即在四诊合参的原则下，以脉诊为重，从脉象解读气化内容。气化内容包括：一生二，一元气动则分阴阳，阴阳运动以升降出入为基本形式。因此，与之对应的脉法则是：守一，法阴阳，参变升降。这将在下一章《指下乾坤》详细探讨。这是笔者临证至今的体会。

这决非看轻其他诊法，譬如望诊，所谓"望而知之谓之神"，参扁鹊望齐桓公、仲景望王仲宣，可知，望诊远非寻常书中看到的那样浅显，其玄奥处和重要性不在脉诊之下。总认为四诊中脉诊最难，只怕未必，但凭脉诊，恐难万全。

笔者也经历过靠舌象和症状诊病的阶段，一来彼时对脉诊体会不多，二来毕竟舌象直观可见，症状则为患者口述，耳闻目睹，何其明快，脉象却杳冥幽微，心中不了，指下难明，但随着临证日久，体会渐多，对脉诊的倚重与日俱增，初步总结，具有以下意义：

1. 指导辨证论治，确立治法方药

周某，女，48岁。失眠，目不交睫一月。

2013年2月20初诊：舌淡红苔薄润，脉沉，寸少力，关沉大数略滑不虚，尺脉沉按滑大数有力。辨为上焦心血不足，神气不守；中焦痰气阻滞，阴阳交路受阻；下焦肾虚火旺，神志失敛，上、中、下三焦均失自主，致心神不交。方：

黄连8g 黄柏6g 肉桂3g 半夏30g 陈皮12g 茯苓20g 泽泻10g 丹皮12g 菖蒲10g 远志10g 女贞15g 竹茹12g 枣仁30g 枳实10g 2剂

2013年2月25日二诊：显效，去丹皮、女贞，加菟丝子、丹参、夜交藤、太子参续进。

2013年3月4日复诊：痊愈。

体会：本案分析病机、立法用药，均以脉象为依凭，泽泻用作引经。

2. 判断转归及预后

脉即气血，气血感应灵敏，故变化较快，往往先于症状出现征兆，故对判断病证转归及预后具有重要作用。如叶天士《温热论》凭脉辨战汗预后："但诊其脉，若虚软和缓，虽倦卧不语，汗出肤冷，却非脱证；若脉急疾，躁扰不卧，肤冷汗出，便为气脱之证矣。"脉弱一点没关系，但要平和安静，反之则主变。实际上，早在《伤寒论》就说到过："伤寒一日，太阳受之，脉若静者为不传，颇欲吐，若躁烦，脉数急者为传也。"脉数急，表示气血未平，元气未安，势在蓄变。这里当注意，古人用字很考究，"疾"与"数"不完全相同，"疾"除了至数较快，还形容指下气血跳动有前赴后继、勿忙赶急的意思。

笔者曾接诊一患儿，父母来诊的目的是，因患儿发烧刚退，不思饮食，想吃点药开胃。我诊其脉疾滑，重按数，脉来匆匆，毫不从容。此子虽无欲吐和躁烦，但其脉象不可无视，我当时就说，可能发烧还会反复，应先用药平定热疾，以防死灰复燃。患儿家长粗识中药，坚持认为已经西医输液退烧，不必再用药，执意只调肠胃。在患儿父母注视下，我开具保和丸加苏叶。后来听熟人说，患儿当晚十一点多钟发热复作，又住院输液去了。

2012年12月6日，笔者接诊一老年女性患者，诊其脉数疾、滑，且弦硬弹指，虽以他病来诊，但我断言可能有心脏类疾病。患者言然（之前的主治医生告诉患者心大，具体检查不详，估计是扩张性心脏病之类），经治后，复查数次，各项指标均正常，西医诊断痊愈。余以为西医检查，结果阳性固然主病，若检查正常并不能表示无病，临证中，病人症状突显，而西医各项检查却毫无异常的情况并不少见。于是我告诉她，要重视检查结果，但不能太迷信机器，就脉象看，你的病未必完全康复，就算没有出现症状，也不可掉以轻心。患者说确然如此，因为每晚都会感到极其心累气短，心悸胸闷，动辄尤甚。

3. 真伪莫辨时，去伪存真

患者提供的信息，包括症状、体征等往往纷乱无序，有时真假参半，有主观人为因素，也有客观病证使然，而脉诊则有去伪存真的作用。虽然这里用了"真伪"与"取舍"的说法，实际上它们都是看问题的角度，并没有绝对意义的"真假"，任何现象都是对本质的反映，只是有些是直接的，有些是间接的，有侧面，有反面，相应的"取舍"也无非是处理信息的方式，实质是指辨证着眼点和论治入手处的选择。

例1：朱某，女，66岁。

2013 年 5 月 22 日初诊：口苦发热，双颧时发潮红，口腔黏膜发黄，牙龈灼热而痛，舌体灼痛，胃胀，口干不饮，舌淡红薄腻苔。先予常法蒿芩清胆加芦根、丹皮等，2 剂，病无进退。

二诊：细诊其脉，右脉沉弱，寸部沉取细如丝，迟缓而弱不任重按，尺脉沉弱；左脉也沉弱，尺部尤甚。从脉看，从湿热辨治有误，当从虚阳上越，龙雷不潜治。方：

熟地 10g　生地 12g　玄参 10g　肉桂 3g　半夏 15g　麦冬 8g
茯苓 20g　丹皮 12g　地骨皮 12g　枳实 10g　泽泻 10g　枣皮 12g
2 剂

2013 年 7 月 26 日，因他病来诊，告知服药后上证即愈。

例 2：男，76 岁。

2012 年 12 月 3 日初诊：腰间冰冷且感沉重，极像《金匮要略》之肾着病："腰中冷……腹重如带五千钱。"但舌红苔黄厚腻，脉沉弦紧滑、略数、有力。不可予肾着汤，按四妙散治。

12 月 6 日复诊：诸症显减。

4. 修正检校，改弦易辙的依据

望、闻、问、切，脉诊居末，并不表示脉诊地位最次，反有复查审核，一定乾坤的意味。如果初诊不效，复诊时，当重点考虑脉象，从脉象出发，进行检视。

叶某，女，42 岁。

2017 年 4 月 6 日初诊：头昏涨，颠顶尤甚，自述似有气上冲于脑顶，口苦。舌淡苔薄白腻，脉沉弱无力。辨为肝血虚，肝阳上亢，治以养血平肝。方：

当归 10g　白芍 10g　首乌 10g　川芎 6g　白术 10g　太子参

15g　茯苓20g　天麻20g　法夏9g　吴萸3g　石决明20g　4剂

4月11日二诊: 述服上方基本无效。遵从脉诊, 脉沉弱, 是元气虚, 且位在下, 治宜升补气血, 升清除风。方:

柴胡12g　黄芩10g　法夏9g　太子参15g　茯苓20g　藁本10g　蔓荆子10g　刺蒺藜30g　天麻10g　首乌10g　黄芪20g　4剂

4月14日三诊: 述服二诊方明显缓解, 脉仍如是。原方去半夏, 加菊花10g、当归10g, 4剂。

4月14日总结如下: 病人舌脉均见虚象, 但一诊囿于巅顶气冲, 认为此乃肝阳上亢之征, 故予石决明平镇, 致使气血难以上达, 故无效。二诊则去潜镇之品, 加黄芪, 在补益气血的基础上, 用升清举散之法, 补益药两诊大致相当, 但气血升降截然相反。二诊取得明显效果, 故知凡治病, 必审升降出入, 即使辨明虚实, 不守升降出入, 仍然无效。其次, 不能被病人叙述的症状印定眼目, 症状的出现, 是经过机体很多机制的调节才最终表现出来, 同时还要受患者表述时的主观倾向影响, 故症状是重要参考, 但不能被它牵着走。而舌、脉是客观反映, 往往能比较真实地反映病理状况, 其中, 脉作为气血的直接体现和原始体现, 其灵敏度和可靠度又高于舌诊, 但湿热类疾病则多倚重舌诊, 因湿浊之邪变化多体现在舌苔上, 而化湿以复气化又为当务之急, 这类病证, 舌象又当着重考虑。

4月27日: 患者来诊他病, 诉服上方, 眩晕已愈。

5. 出奇制胜的倚仗，成就一药之师

陈某，女，51 岁。失眠 3 年，每晚须折腾到凌晨两三点才能勉强入睡，时有潮热。舌淡红苔薄腻微黄。前五诊用黄连温胆汤，每诊 3 剂，效果不著。乃细诊其脉，尺脉旺，较寸关而明显有力，是下焦邪热，阳不入阴，从第六诊开始，于原方加黄柏、知母，每诊 3 剂，服后即效；四诊后，痊愈，每晚 10 点即有睡意，11 点入睡，近 7 点醒，停药。

另一例相似病案见于张某，失眠，从黄连温胆汤治，数诊效差。察其脉，尺浮缓有力，重按略滑，强于寸关。原方加黄柏，服后显效。

6. 乱花迷眼，化繁为简；山穷水尽，唯脉可循

前面曾说到过，患者来诊，总想一吐为快，巨细无遗，叙述可能既缺乏逻辑，又毫无重点，标本主次，表象本质，什么是客观现象，什么表述又带有患者主观加工，都得靠医者自己保持清醒进行甄别，千头万绪中，脉象有举要删芜、化繁为简之能。

笔者记得曾诊治一位 80 多岁的女性患者，西医诊断有：胃窦炎伴糜烂，椎基底动脉供血不足，脑动脉硬化、冠心病，房室传导阻滞，糖尿病，盆腔积液，神经性耳鸣，高血压 2 期。症状有：发热，背部灼热，下午加重，头晕耳鸣，胸闷，胃胀、打嗝，腹胀，口干、苦，便溏，腰痛，双下肢水肿，舌淡红无苔略干。病证杂陈，患者自己都不知从何说起，很难确定主诉，也不容易辨出主

症。从脏腑辨证看，似乎五脏俱病；从五脏相关，或五行生克制化分析，并不能抽丝剥茧，似乎剪不断理还乱。要捕捉病机，须拨开症状纷纭的重重迷雾从气化看，而气化之要在于识脉。患者脉弦硬明显，指力透过脉道，体察脉内不空，气血亦弦紧略涩，欠流畅，整体重按力弱，右脉略强于左脉。脉象不是三阴脉明显微弱，不浮不沉而弦，提示病在少阳枢机不利，气血郁滞，所有令人眼花缭乱的见证，皆是元气在少阳枢转时，进退不畅，出入不利，上下表里俱受牵连。予柴胡桂枝干姜汤，加连翘、白薇、蝉蜕，复诊效果尚可，循此思路续诊。

与上述情况相反的是，在某些情况下，就中医看来似无证可辨，譬如有些患者喜欢采用西医诊断中医治疗的模式，拿着西医诊断和阳性报告就来寻求中医治疗，也有不少民众健康意识提高，定期检查，一发现指标异常，也来求诊中医，这些时候往往既无明显症状，也没有突出舌象，无证可辨之际，可以依赖的唯有脉诊。笔者曾诊治一患过敏性紫癜性肾炎的小儿，症状、舌象都无异常，唯尿蛋白（++），尿隐血（++），服西药怎么都消不了，又没有更多可供中医辨证的表现，唯切脉得沉细，尺脉尤弱。予二至丸合参苓白术散，服药后，尿蛋白较快消除，再予二至丸合黄连阿胶汤加仙鹤草等，断续服药近3个月，终将尿蛋白、隐血彻底消除，复查数次无复发。要说明的是，治法方药乃遵脉象所示，绝非因西医诊断为肾炎而予中医治肾方。

相同的疾病，笔者还诊治一例，男，15岁，患病1年余，求治中医时，因服激素已致满月脸，遍发痘疮，部分化脓，尿蛋白、隐血阳性，舌红苔黄腻厚，脉滑数有力。辨为湿热蕴毒，内郁营血，以清营汤、犀角地黄汤、三仁汤合方为基础，服药半年，从症状到检查完全正常，面部恢复如常。

笔者所在科室有位同事修洁医师，擅治肥胖，这类病证，也属没多少副证、兼证可资辨证，所凭者也是脉。与俗医之滥下减肥不同，她主以补中益气汤合五苓散。笔者得其提点，留心观察，发现肥胖体质，脉见沉弱者不少，所谓形有余于外，则气不足于内，脉诊所得，为立法处方指明方向。

脉里天地宽，指下乾坤大。以上所述，冰山一角，远未能赅尽脉诊意义和价值之全貌，尚待临证过程中进一步总结。

三、指下乾坤

（一）守一

"一"指一元生生之气，谨守一元生气的思想贯穿整个诊疗过程，渗透在理、法、方、药的各个环节，脉象更是一元气盈缩消长的直接体现。脉法上的"守一"，包括有无、位置、盛衰、变化等几方面内容。

1. 有无

要"守一",须有"一"可守,必先明其有无。何谓"有无"?借用《素问·至真要大论》一句话:"有者求之,无者求之。"此处只言病理。

有者求之,指不该有脉气存在的地方出现了脉动,是为病,当求其病机。譬如脉位表里,从浮、中、沉看,浮脉、牢脉、伏脉;脉位上下,从寸、关、尺看,溢脉、覆脉,均是脉气超过本位,在不该有脉息的地方出现脉动。

无者求之,指本应出现脉息的地方而没有脉动,是为病,当求其病机。譬如浮取无脉,沉按无根,寸部不满,尺部不得,均是脉气不足本位,该有脉处无脉。

怎样求?当从元气盈缩消长看,以气化为象,元气虚实结合升降出入。这将在后面陆续讨论。在这之前,有一个更应先厘清的问题,既然说到有和无,必是针对具体位置而言,所以,取脉部位是要首先确定下来的关键。

此外,有与无的问题,还有另一层意思。"有"和"无"是同一事物的一体两面,可以说任何事物都是"有"和"无"的统一。"有"就是无"无",有什么样的特性,也就意味着缺失其相反的一面,"有"与"无"同等重要,这就要求我们从正反两方面看问题,"知其白,守其黑",从实处着眼,在虚处盘旋,譬如观画,得读懂留白,审脉则要审出象外韵味。同一脉象,指下触及,彰显于实处,是"有";思考所得,阙如之虚境,是"无"。我们得到什么样的脉象，也表明我们失去另一种脉象。

所谓守一，"一"就是不二，是"有"与"无"的统一，切得浮脉，则失内敛；切得沉脉，则失升散，有快无慢，有高无低，"有无""得失"，捉对规范，准则可以不同，脉位、脉势、脉体、脉形、脉率等，数之可十，推之可百，都是一元气运动变化的不同侧面，故曰其要一也。举病理状态下的弦脉为例，指下所得，端直以长，如按琴弦，是为"有"，反面就是缺柔失缓，柔缓就是弦脉的"无"。在辨证论治中，弦脉主肝郁、疼痛、痰饮等，是从正面看，但若论重要性，弦脉之"无"所代表的胃气衰败更应得到重视。

2. 位置

承上所述，"一"出现的位置，即取脉部位，就寸口脉而言，纵向看层次，有浮、中、沉三位；横向看区域，有寸、关、尺三部，超过本位和不足本位，均视为病。历来医籍，反复辩难寸口脉位与脏腑的对应配属，但笔者认为，寸口脉的浮、中、沉及寸、关、尺部位的脉息，只是以气血为体，对元气气化状态及其升降出入的反映，不宜拘执与脏腑一一对应，理由如次。

脉为气血之先，气血又在脏腑之先。我们在《物成于三》这篇提到过，胎儿在母亲的子宫内成长，是靠着胎盘及脐带供给氧气和营养，肺没有司呼吸、主宣肃之功，脾胃没有运水谷、主升降之能，直到分娩时，第一声啼哭，肺叶由此展开，后天升降出入之气化才得以激发，可见，气血运行在分娩之前的胞胎中不是靠脏腑维系，而脏腑却要赖气血渗灌滋养，及至后天，脏腑既成，功能已全时，才反过来影响气血升降出入。我们在寸口脉中切得的脉息，以气血为形质之体，是先后天元气合而为一，按脉就是通过查探气血而掌握元气状态，不是直接对应在脏腑上。不从元气盈缩消长看，而把脉位固定在脏腑上，一来有本末倒置之嫌；二来容易刻舟求剑，谓某脏必在某部脉中求取，某部脉必主某脏病证，陈规在先，就难以客观地分析脉象；三则脏腑对应寸口，看似落实到位，然而对号入座难免忽略乃至割裂气机流转的整体性。譬如，我们在寸部切得脉息，按脏腑对应，很容易局限在上焦心肺的范围考虑，而忽略了应该从气化流动，开合枢转，寸、关、尺本是一气的整体性中分析。但是，我们将在《临证辨治心法》篇谈到这样的观点：脏腑所表现出来的升降出入，是整个系统包括脏腑、形体、官窍等不同程度参与协作，共同完成，在这个体系内，起主导作用的是脏腑。所以，寸口与脏腑对应也不可无视。如以下两则笔记所录，均是笔者亲历。

2014 年 9 月 30 日：

诊一女性患者，58 岁，切脉得，左关部明显脉道紧张，略硬，按之脉来滑，且指下充实感明显，重按有力，脉气短且动，脉如豆，反复体察，搏指之时，除指下充实有物外，还可感觉气血内收之势，这又与滑脉之往来流利不同，看似像滑，仔细体会，反觉气血脉势内收，经反复比较诸部，左关部独见此脉，其余诸脉皆略见弦而重按力减。故问诊右胁肝胆部位有无不适，答曰无。再切脉，仍得上述脉象，左关脉独见弦紧且滑而实，并内敛，应是肝胆部气血收束之象，虽病人告知无异常表现，但我仍再三嘱其最好做肝胆部彩超检查，至此病人才说不用照了，有胆结石。直到今天，我仍在思考当时脉象，确是脉道紧张而硬，按之气血滑而充实，但气血搏动时幅度并不大，表示气血有郁遏，在幅度并不大的基础上，还可体会到气血在向外搏动时，其态势并不是不遗余力完全向外膨胀，反而在向外的动势中有向内收的感觉。这是气血郁遏收紧之象，其原因在于该处有阻塞。此例脉象，除了体会脉象气血相搏之外，还真切体会到三部脏腑归属确有其事，印象颇深。

另一例患者，诊其脉总按皆弱，尺脉尤甚，我问：有无腰腿软痛？答：有。我说：从脉象看，有肾虚。答：是啊，我先天就少一个肾。我说：是右肾吧？答：是的。因为在沉弱的尺脉中，左尺尚有微弱搏动，而右尺基本按察不到，可见此处气血灌注很少，故有此判断，却也并无十足把握。笔者尚不具但凭脉诊，铁口直断的水准，所以在问诊中也有意地进行探询。记忆中，类似病例不止一个，判断错误的时候也不少。

所以，寸口脉的浮、中、沉和寸、关、尺，在反映气机升降出入时，固然不可僵死在脏腑对应上，但却应重点参考，因不论从脏腑论，还是从一气周流论，脉位所主，当遵从《素问·脉要精微论》"上竟上者，下竟下者"的原则。譬如，寸脉独旺，主上焦气化过亢，应重点诊察上焦气化情况，如咳喘、胸痛、头痛、咽痛、心悸、失眠等，可以重点围绕心肺展开，但是脉息又必作为整体，浮、中、沉对比看，寸、关、尺对比看，若兼尺脉弱，则是上盛下虚，上盛可由下虚所致，是元气流转不匀，分布不均，那么寸脉独旺，则又未必只言上焦，当从一气整体中求。可见，只有抓住气血为体、元气盈缩消长为核心本质，不泥脏腑，不弃脏腑，才可客观而灵活地分析脉象。

在寸口脉的浮、中、沉位，寸、关、尺部，查探一气周流，升降出入，是"守一"在位置上的体现。

3. 盛衰

"一"的盛衰指元气的强弱，当从形与气两方面看。"一"有阴阳两性，阳化气，判断"一"的态势；阴成形，判断"一"的形体。在指下，态势的盛衰有强、弱、动、静、乱；形质的盛衰有盈、虚、实、空、涩。阴阳与"一"，不是一分为二，而是一而二，二而一的关系，理论探讨、文字表达时，可以阴阳分述，要素分解，以便明理，实际中，形气相互影响，譬如气为血帅，血为气母，但从一元本体进一步看，两者不只是相互影响，而是形气合一，既没有"帅"，也没有"母"，唯"一"可辨。态势的强、弱、动、静、乱，与形质的盈、虚、实、空、涩，根本就是一体。例如，滑脉是阴实阳动，缓脉、濡脉，是阴实而阳静等，分看是形气两性，合看为一，体现的是一元生生之气的气化状态。于是就自然引出以下的问题：《素问·通评虚实论》："邪气盛则实，精气夺则

虚。"乃中医不易之理，李中梓云："此二语为医宗之纲领，万世之
准绳。"正邪斗争，盛衰胜负，贯穿于整个疾病过程，这一点也体
现在对脉的认识上。历来脉书所论，正邪虚实，从脉象可以查知邪
气，譬如紧主寒、滑主痰、缓主湿、浮主风、数主热、涩主瘀。脉
若"守一"，如何体现正邪分争？如何察知邪气性质？对此，笔者
认为，首先要明白中医学中正邪所指，以及正邪相争的实质。在
《道一始生》篇，笔者的主张是：在天人合一的整体观下，人与自
然万物感应，所谓正邪分争，是感应招引的过程，是生生之气对生
命活动稳定性的维护与修复，不是对立斗争、生死胜负的关系。在
本篇前面几章探讨脉象实质时，我们得出脉以气血为体，本质是元
气的盈虚消长，是先后天元气的合而为一，前后综合可知，脉象反
映的是人体元气在天人合一的整体中的气化状态，病理状态下，元
气因感应招引而出现病态，体现在脉上就是病脉。所以，脉只是对
元气的直接反映，它不直接与邪气对应，通过分析元气变化，也就
是脉象所见，可以间接得出所感邪气性质。譬如紧脉主寒，是元气
对寒气收引凝敛的反应，而不是寒气在脉；滑主痰，也并不是痰气
就在脉中，而是元气对痰的反应；脉浮主风，显然也不是风入血
脉，一是伤风后元气的反应，二是体内气血升浮其象类风，属取象
比类，其本质均是一元生生之气借气血为形体的外在表现。可见，
要知邪气，也须"守一"。

　　同时也应该看到以下两点：

　　①"精气夺则虚"，不表示没有邪实，所以，并不是所有脉象

都会如实反映邪气性质，这与元气盛衰有关。譬如元气不足的情况下，感应呆钝，受寒不见得出现紧脉，有湿不见得出现缓脉，脉象会一直呈现虚弱之象，这时并不表示没有邪气。但是，应注意的是，在此情况下，脉象提示的元气反应，仍是确立治法方药的重点和核心。譬如在正气亏虚的情况下，即使确知感寒，但脉不紧而弱，仍不可一味温散，以动气耗气；即使有湿，脉不缓而虚，不可过度渗利，以下气坠陷，必须考虑补助元气，恢复气化，仍在"守一"之内。

2013 年，治一女性患者，67 岁，胃脘及胸膺部严重灼热感，胃腹胀痛，口干苦而涩，舌略红偏暗，苔厚腻略黄略干，脉细偏弦。一年余在各大医院住院治疗无效。前两诊因囿于舌苔厚腻，认为中焦湿热邪滞，用半夏泻心汤（去干姜），无效，三诊改换思路，从脉象着手，脉细偏弦，细则津液不足，从胃津亏损治，用栀豉汤加麦冬、百合、天花粉、沙参等养胃阴，一服即效。

2013 年 2 月 16 日，治程某，女，73 岁，腰痛剧烈，血尿，输头孢无效，舌淡红，苔腻，根部厚而略黄，脉沉弱，尺甚。用：丹参 15g，川牛膝 10g，赤芍 15g，狗脊 15g，香附 12g，鸡血藤 20g，黄柏 10g，怀牛膝 15g，续断 15g，杜仲 20g，2 剂。诸症皆愈。

上述两例，脉象并不反映邪实，而论治从脉。

②我们说"邪气盛则实"，是指元气不虚的情况下，受外邪牵引而出现元气在反应形式上的相对亢进。朱丹溪说："气有余便是热。"决不是指元气过剩，而是指气机局部郁滞，这种"有余"是

相对的，是短暂的，要知道，相对亢进的另一面是元气的耗损，所以，疾病的发展规律都是从实到虚，譬如从三阳病到三阴病的演变。因此，所谓"实"，重点并不在邪气，当然外邪是导致元气亢进的诱因，"实"的本质是，病理状态下元气有能力主动进行调节，力求维持气化常态，同时应看到这是一个元气耗损过程。洪脉是白虎汤的典型脉象，何谓洪脉？《脉诀汇辨》云："洪脉极大，壮如洪水，来盛去衰，滔滔满指。"关键词是"来盛去衰"，脉象中便寓示了虚实转化，所以，当看到白虎汤证，就该及时想到白虎加人参汤。"盛与衰""虚与实"，是"一"体之变化，并非截然分开，唯"守一"，才可以看到其互涵、互化的关系及其不间断演变的过程。

4. 变化

"一"气动生阴阳，阴阳有升降出入，此为"一"的运动变化，谨守一元生生之气的理念当一以贯之于"法阴阳"与"参变升降"中，这样才不会出现割裂阴阳的情况，升降出入运动也将体现出一气周流的连续性、渐变性、绵延性。

（二）法阴阳

笔者在《阴阳不二》篇中表达过一个看法，"阴阳"作为哲学概念，指导我们一分为二地认识事物，是有积极意义的，但若因此取代了医学上的定义，泛论相对性，最后难免陷入"阴阳无所不指，却又一无所指"的尴尬境地，这样的阴阳论在阐述理法时，尚能自圆其说，也确实可以说明一些生理病理，但大多是在做相对性分类，没有在具体规定性中探讨其实质，所以当辨证论治进行到方药筛选的阶段，难以用这种滑不溜秋的相对论来锁定具体方药。因此，笔者的主张是，一分为二的哲学论不可丢弃，同时要把阴阳作为医学概念进行明确和强化，并把它落到理、法、方、药各个环节的实处，唯其如此，"阴阳、五行"等看似玄虚晦涩的术语，才可能成为实在的临证指针。笔者不成熟的看法是，"一"是人体中含热能的一元生生之气，阴阳则是一元生生之气，在具体准则下以热能多少为条件的两极划分，阴阳不再只是相对主义泛论，不再只是对寒热、高下、升降、明暗、正邪、表里等相对概念的分类，而是以热能为本质，以热能多少为划界的正气，这样的认识可以把理、法、方、药落到实处，直接指导方药的运用，也包括辨脉识脉。

　　脉学上的"法阴阳"，是指以人体实实在在的"阴阳"为对象、核心、依归，脉诊的目的是，从脉象上看一元生生之气的阴阳变化，是谓"法阴阳"。"法"不是方法、法则之意，不是以阴阳一分为二的方法和原则去解析脉象——这种方法是借用哲学上的方法论来认识脉象，"法阴阳"定脉象，无所定指，实质是用阴阳分类脉象。笔者主张的"法阴阳"重在医学定义，首先明确阴阳的本体含义，进而指出脉诊目的是从脉象辨识人体阴阳气化，从脉象"法阴阳"，从脉象识阴阳。

不少脉书中，阴阳没得到确认，脉位、脉形、脉率、寒热、来去等均可用作阴阳分类的标准，以致当看到"阴阳"二字时，首先要确定其所指为何，但可能转眼即变。譬如《难经》："从关至尺是尺内，阴之所治也；从关至鱼际是寸内，阳之所治也。""关之前，阳之动也……关之后，阴之动也。"这是以关为界，在寸、关、尺划分阴阳区域，在阴阳不知为何物的情况下，这种分法其实没多大实际意义，只是哲学上的一分为二。除此之外，当阴阳没得到确认，还可能出现同一描述中，不同方面的阴阳标准混为一谈的情况。如《脉经》："所谓一阴一阳者，谓脉来沉而滑也；一阴二阳者，谓脉来沉滑而长者也；一阴三阳者，谓脉来浮滑而长，时一沉也；所谓一阳一阴者，谓脉来浮而涩也；一阳二阴者，谓脉来长而沉涩也；一阳三阴者，谓脉来沉涩而短，时一浮也。"以"一阴二阳"为例，很明显，"阴"是指脉位，"阳"则是指脉体和脉势，不在同一标准，却共用一阴阳，这样的阴阳，除了用相对性语言概括脉象外，很难指导用药，弯来绕去夹缠，徒添晦涩。

须知，脉诊除了说明病理病机外，更重要的是要能直接指导立法处方，或者说，应该在脉象上获得用药的客观依据，这就要明确，从脉象"法阴阳"和"法阴阳"定脉象的区别。《脉经》云："脉有阴阳之法，何谓也？然。呼出心与肺，吸入肾与肝，呼吸之间，脾受谷味也，其脉在中。浮者阳也，沉者阴也，故曰阴阳。"与上述一样，这里的浮阳、沉阴，实际上除了一分为二的意思外，并没有多大实际意义。这是因为，首先，没有把阴阳作为医学概念确定下来，这个前提不明确，言"阴阳"就必然滑向相对主义泛论而无所实指，则浮、沉、迟、数皆流于空谈。其次，"呼出"与"吸入"显然是指气机的升降运动，但是心、肺、肝、肾乃至五脏六腑，各有阴阳之变，而阴阳各有升降，浮者未必属阳，譬如虚阳外浮；沉者未必属阴，譬如邪热内郁。相应地，我们先把阴阳的医学含义确定下来，阴阳是以热能多少划分的生生之气，是一元生气的阴阳两性，阳化气，阴成形，阳动而阴静，在这个前提下看脉，"阳者多浮，阴者多沉"，就有一定的指导性了。譬如阳证得浮脉，可表散可清宣；阴证得沉脉，可温补可升举。浮沉与阴阳并没有从属对应关系，所以，也有阳证见沉脉，是元气实而郁于里；阴证见浮脉，是元气虚而越于外。可见，浮、沉、迟、数只是一元气阴阳变化的表象和描述，它们可以在一定程度和范围内指向阴阳，但不是阴阳本身，只有把阴阳本体定义下来，再讨论脉象的浮、沉、迟、数，才具有临床实际意义。

于是，如何在脉象上确定阴阳属性就成了排在第一位的首务。

脉以气血为形体，反映一元生生之气的气化状态，脉象所示乃人体生机所在。前面曾说到，脉之有胃、神、根，是先后天元气合而为一在脉象上的体现，因此，生机蓬勃的脉象，必具胃、神、根，在此前提下，一气动则阴阳分，阴阳是以热能多少为区分的一元生生之气，判断热能是辨识阴阳的重要依据。

《脉经》云："凡脉大为阳，浮为阳，数为阳，动为阳，长为阳，滑为阳；沉为阴，涩为阴，弱为阴，弦为阴，短为阴，微为阴，是为三阴三阳也。"热能含量多，气血汹涌膨胀，鼓荡翻腾，故阳脉多见浮、数、动、长、滑，阴脉则反之。同时也应当看到，浮、数、动、长、滑只是阳脉的表象和描述，不是阳脉本身，看《伤寒论·辨脉法》的记载便知："问曰：脉有阴阳者，何谓也？答曰：凡脉大、浮、数、动、滑，此名阳也；脉沉、涩、弱、弦、微，此名阴也。凡阴病见阳脉者生，阳病见阴脉者死。"多了一个"名"字，意义就不同了，是"名"阴阳，即阴阳之称谓，不是阴阳之本体。通过浮、数、动、长、滑的表象，可以在很大程度上指向阳脉，但若认识到阳脉本质乃热能旺盛，则阳脉又不止浮、数、动、长、滑，洪脉、实脉亦是阳脉；若认识到阳脉本质乃热能旺盛，则浮、数、动、长、滑则又未必尽属于阳。譬如浮而中空虚无，数而疾促无制，动而至数不定，长而往来艰涩，滑而重按无力等，不可从阳论治。相应地，沉而滑数为阳，涩而搏指为阳，弦而重按不减为阳，短而推揉不散为阳，唯有脉微弱为阴，确然不移，微弱者热能少，气血失于鼓动，是阴脉之确诊。

回头再看《难经》《脉经》"一阴一阳""一阳一阴"之说。实际上，从阴阳交错、量化比例的方式来描述脉象，充分认识到脉象的错综复杂，非常具有积极意义，因为任何一个脉象都是复合脉，可以分解成多种要素，从不同侧面进行解读。但是，正如前面指出的，如果阴阳概念模糊不定，所指不一，脉象要素分解后，很难再用"阴阳"这个无差别的泛论归纳出它所寓示的含义，反之，如果我们先把阴阳固定下来，再看这样的表述，则具有直接指导意义了。譬如，"一阴二阳者，谓脉来沉滑而长者也。"滑者，气液俱足，往来流利，元气充沛之象，首先定性为阳，所谓"一阴"指的是得脉在沉位，阳气在下。长者，气郁而勃发。故总体脉义是，阳气沉郁勃发，阳脉不可过温燥，郁于里不可过滋补，攻补原则便确定下来，大法则是升阳解郁，但脉气虽郁而体长，是元气有伸发之机，故解郁不可过散。当然，还必合参其他三诊才能确立方药，但在选定方药后，进行化裁时则主要从脉象中推求。以肝木克土的痛泻为例，笔者的体会是，不论脉沉或弦，若脉体长及于尺，甚或过之，则痛泻要方中注意加重芍药，若不长而沉紧，则考虑重用防风。从上述分析可知，阴阳定性后，其他要素便是一元生生之气的气化运动的描述，故"法阴阳"之后，须参变升降出入。

（三）参变升降

气机的基本运动方式是升降出入，元气的升降出入反映在脉象上，即表现为寸、关、尺部与浮、中、沉位的脉息，总以寸、关、尺看升降，浮、中、沉看出入，各部分看，整体合参。

1. 寸、关、尺看升降

在一气周流中，升与降不是截然分开的两条通路，升降互因，互涵。

寸与尺是升降端点，升已而降，降已而升。尺为脉起之处，升发之始，沉降之终；寸为沉降之始，升发之终。尺部脉应沉而重按略滑。滑乃气液俱足，生生之气应如是。脉位沉，象其升发之始，必当自低处起；又象其沉降之终，降必沉敛内含为佳。如果尺脉不沉而浮大，若应指有力，是病阳证，主实；若应指无力或中空，是病阴证，主虚。若尺脉沉而弱，气虚于下，元气升发不力；沉而有力，是气郁于下，元气升发受阻。

　　寸脉应浮而有制。浮表示元气在上，有制表示升已而降，升发有度。若寸不浮，按之有力，是病阳证，主气滞；按之无力，是病阴证，主气虚。若寸脉浮而无制，有力为阳，主上焦邪实，元气争而不下；无力为阴，主气越于上，元气虚而失敛。

　　上述分看尺寸，是一元气息上下两极大概的分析方法，尺寸虚实，上下盛衰，升降太过不及，均能从脉象上反映出来，为确立治法指明方向。譬如补中益气汤的用法，笔者的体会是，凡寸脉沉弱者，尤其是右寸，就有用补中益气汤的机会，但是若尺脉微弱，就当谨慎。本虚于下，而补中益气汤有升无降，升提之下，下元愈虚，有名家论及于此，笔者自己也有正反两面的经历，将在后面的篇章详述。可见，在元气周流下，升降一体，寸、关、尺当整体合参，对比分析，才能窥其全貌，减少失误。

2. 浮、中、沉看出入

　　气化的出与入，要从整个脉体所处的浮、中、沉深浅位置来判断，它表示气血的分布与趋向。而寸、关、尺部的气机出入各有不同，所以总按之后，要分部再候，然后再从一气周流的角度，进行整体分析。譬如寸脉浮滑有力，是表示上焦气化出多于入，一是有可能上焦邪实，元气趋聚于上，也有可能是中焦阻塞，气上而不下，出而不入，也可能是下焦虚而失制，这就要合参关脉和尺脉的情况。如果我们要用表散治法，或升举的治法，也要参考尺脉强弱，若尺弱，就要谨慎，或同时兼用固下的药，这也基于气机升降出入的考虑。

出与入是元气在表里内外的趋聚，既是表示元气的分布状态，也表示元气运动的动态，正如升降，是一元气在尺寸间上下周流，出入则表示元气是在纵深层次上的洒陈弥散，若沉聚于里，则不足于外；若浮露于外，则必虚羸于内。所以，浮脉的表述是"举之有余，按之不足"，表示气血升浮于表，相对虚空于里，整体脉位上移的特征，喻其"如水漂木"非常形象贴切，如果轻取即得，重按不减，就不叫浮脉，可能是洪脉、大脉，譬如白虎汤证，脉象就是轻取搏指，但重按更强，这表示气血充盈鼓荡，浮沉皆旺，整体脉并未上移，因此，它主气血充沛，但不表示气血趋聚于外，故其意义与浮脉不同。

所以，这里要区分一点的是，我们说浮、中、沉看气机出入，是指从脉象所处的浮、中、沉位置看气血的分布和趋向，这是整体脉位在表里内外间的移动，而不是脉体内部气血搏动情况，前者主气血的出入运动态势，是气血的分布情况；后者主气血的盛衰及形态，是气血的搏动情况。滑伯仁六字脉学真言"上下来去至止"，其中，"来者，自骨肉之分，出于皮肤之际，气之升也。去者，自皮肤之际，还于骨肉之分，气之降也"。这是脉内气血搏动的升浮敛降形态，与整体脉位移动显然不同。"脉来"，气血对向搏指易知；"脉去"，气血从指下回落，就相对较难，但是两种察脉方法可以合参，只是要注意各自的意义不同。于是，这样的问题便摆在面前了：怎样判断整体脉位？笔者体会是，要定中位，此说有两层含义：

其一，"中"指脉的中轴线，是脉力最强处，这需要从脉象的形成原理探讨。

脉由心脏舒缩，及脉管扩张和回缩形成，在这一认识上中西医基本一致。当心脏射血时，力量向四周挤压，从横断面看，压力方向是从中心向四周扩散，最强点无疑是中心；从脉体纵向看，脉力最强的则是由横断面上无数中心连成的中轴线。我们在切脉的实践中也很容易体会到，当指力透进脉体后，随着指力的增加，可以感觉脉力渐增，增加到一定程度就渐减，最强处就是中轴，然后看这个中轴，即脉力最强点，处于浮、中、沉的哪个部位，以确定气机的出与入，笔者称之"守中"。虽然不少脉象，比如细脉，脉体小而紧敛，不容易在脉体中清楚地分出层次来，但脉力的强弱还是不难体会到。

脉搏的形成由心脏收缩直接推动，那么，作为脉力最强点的中轴，其意义是否就在于体察心气强弱？表面看来是这样，特别是参考西学之后，很容易这样认为，但仔细思考，虽然中医有"心主血脉"一说，然而气血相搏，远不止心气鼓动这样简单，否则脉象也不可能有五脏脉、六腑脉、四时脉等各种体现了。

元气作为化生万物的本原，包含着各种信息，《道德经》云："道之为物，惟恍惟惚。忽兮恍兮，其中有象；恍兮忽兮，其中有物。窈兮冥兮，其中有精；其精甚真，其中有信。"阴阳、四时、五行皆为一气所化，《春秋繁露》云："天地之气，合而为一，分为阴阳，判为四时，列为五行。行者，行也。其行不同，故谓之五行。"就一元气与五行来看，一气含五，《云笈七签》曰："五气混一，一既分元，列为五气，气出有象，故曰气象。"彭子益说："五行融合，只见中和，不见五行，五行一见，便失中和，便是病了。"也就是说，常态下，元气是难以形容的，各种元素摩荡融和，各类信息湮灭无形，表现于外则无太不及，不偏不颇，只能用语言从侧面进行描述。譬如说，何谓正常脉象？除强调胃、神、根外，正面描述并不多，侧面描述反而更清晰，不快不慢，不浮不沉，不亢不卑，反之为病。其病何如？则看元气中凸显出的五行特征，即彭子益说的"五行一见，便失中和"，浮、沉、迟、数便见诸于指下，就是病态了。元气在分娩断脐时，先后天合而为一，之后便寄形五脏，以五脏为用，激发气化，催动升降出入，借肾以为潜藏，借肝以为升发，借肺以为肃降，借心以为行血，已知兼具胃、神、根的脉象是对先后天元气合而为一的反映，则脉象中自然含有五脏六腑信息，气化"一失中和"，即在脉象上反映出来，所以脉搏的跳动，表面看是直接由心气推动，本质是元气的盈缩消长，故中轴线作为脉力最强点，借心气为形，反映的是元气状态，是生机勃发、气化生发处，判断脉象中轴线的表里内外位移，即是通过气血的聚积趋势，察知气机出入，气化生机所向。

其二，"中"为中位，也就是整体脉位的所在，须以"中位"为参照。

《难经》论五脏脉："呼出心与肺，吸入肾与肝，呼吸之间，脾也，其脉在中……浮而大散者，心也；浮而短涩者，肺也……牢而长者，肝也；按之濡，举指来实者，肾也。脾者中州，故其脉在中。"从脉象论五脏的升降出入，以脾为中，其脉在中位，心肺之浮、肝肾之沉，均以中位为参照，若心肺脉在中位以下，要考虑元气蒸腾宣发不足，肾脉在中位以上，要考虑元气失于沉潜封藏。

《素问·脉要精微论》论四时脉："万物之外，六合之内，天地之变，阴阳之应，彼春之暖，为夏之暑，彼秋之忿，为冬之怒，四变之动脉与之上下……春日浮，如鱼之游在波；夏日在肤，泛泛乎万物有余；秋日下肤，蛰虫将去；冬日在骨，蛰虫周密……"虽然没有明确提出"中"这个概念，却不言而喻。若春夏脉在中位以下，考虑升发不足；秋冬脉在中位以上，考虑沉降不及。

在前面的篇章中我们讨论到，土居中位，先天元气寄形于此，与后天元气合而为一，既为四象之枢轴，更是阴阳之界划，其意义在于升举与伏藏元气，转动四维，周流六虚，所以"中位"应高度重视。在《五行升降出入》篇里，我们说到木曰曲直和金曰从革，其气化升降实际上跨越土为界的表里内外，参"元气升降出入图"，木"曲"于土下而"直"于地面，金"从"于地上而"革"阳入里，所以笔者认为，肝脉、肺脉，春脉、秋脉，其脉位上下、浮沉，不能笼统地一概而论，恐怕应结合二十四节气的气化升降出入进一步细化，而"中位"在气化升降出入的整个过程中都具重要意义。

四、脉学断想

1.脉是理、法、方、药整体中的一部分，它必须与理法方药在核心理论上保持一致，否则前后脱节，脉诊就失去指导意义。

2.脉象主病不可机械对应。不少脉学专著都有"脉象主病"的内容，这是历代医家的实战经验总结，应高度重视。但同时应该看到，某某脉主某某病证，只是一种可能，而非必然，不能生搬硬套，胶柱鼓瑟，要知脉象所主，须从最基本的构成要素分析，"脉象主病"不妨看作举一反三的范例，或触类旁通的桥梁。

3.脉书中论述的脉象都是典型、单纯、标准的脉象，或者只论及其中一个侧面，这是为了知常达变，实践中，因众多因素相互影响、扭曲、掩盖，脉义就不会那样简单直白。譬如血虚湿盛的脉象，受血虚和湿盛两方面的相互作用，可能出现细脉、细数脉、濡脉、缓脉、大脉、迟脉，这还只是单纯地从主要病机论，如果兼外感会出现浮或紧，兼疼痛会出现弦或紧或沉。所以，我们不能囿于某某脉主某某病，也不能拘于某某病必见某某脉。但另一方面，我们称脉为脉象，它首先是一种现象，是事物在发生、发展、变化过程中，表现于外的，可以感知到的客观形式，脉象的出现是诸多内部因素相互作用后的最终结果，是合力的外在客观表现，所以，我们尽可能全面地分析各种成因，但脉搏表现出来的综合形态很关键，它代表各种要素达成统一后的总体态势，代表了机体元气在众多因素相互作用后最终的趋向，因而是确定治法方药的重要依据。

4. 脉诊可以说是中医学的一大特色，也是一大利器，这是无可置疑的。然而，笔者在某些医著中读到医案的脉诊描述明显敷衍，流于形式，而实际医疗活动中，也看到不少医者，并不怎样看重脉诊，但不可否认的是，他们也有不错的疗效，可见，脉诊只是一个认识病机的切入点，不是中医诊断的唯一手段和全部内容。就医者来说，但凡于临床寝馈日久者，皆有自己独特的识病、治病方法，未必就是脉诊；就病证来说，也未必就只能从脉诊才能窥其真容，尤其是某些特异性较强的病证，辨证眼目往往不是脉诊。

2014 年 7 月治一本院职工，女，53 岁，手足心发热，夜甚昼轻，舌淡质嫩有齿痕、苔润滑，脉沉弱无力，予青蒿鳖甲汤合清骨散 2 剂愈。2015 年 4 月复发，舌、脉、症均与上次同，仍从此方而愈。此例舌、脉一派阳气不足，这让笔者犹豫再三，最终还是从阴虚内热治。笔者发现，类似病例不在少数，特别是更年期的发热，以面色潮红、热气上冲、汗出、手足心热为共同特点，当归六黄汤或青蒿鳖甲汤、全真一气汤等都是可以选用的方剂，脉象并不是典型的洪大，或细数，脉来可浮可沉，可强可弱，这种情况下，突出的特异性症状比脉象更准确地提示病机。笔者初步分析，更年期前后，女性天癸将绝，元气不安于下，阴阳处在不稳定状态，故脉象不必一定，症状却具特异性和普适性。

5. 脉象应对比看，左右对比，寸、关、尺对比，浮、中、沉对比，分按与总按对比，局部与整体对比，包括我们说的从脉力最强处守中，也是对比而来，通过对比才能发现差异，这是一气周流的落差，正是这个差异反映各部各位的气化强弱，及升降出入的太过不及。

6. 赵绍琴教授说到：脉必分浮、中、按、沉四部，浮、中为标，按、沉为本。浮、中得其功能、表象，按、沉得其本质、实质。观《文魁脉学》，列脉700余条，其攻补大要皆以按沉为据。笔者依其言，于临证中体会，脉象随着指力的加重，有一个渐增到渐减的变化，当按至最弱时，再重按，指下似无，但稍作停留，便会有脉来搏指，与之前各部所得确然有异。笔者认为，这是因重按之下，排除其他因素干扰，专寻元气本体所在，所得气化盛衰，真实不虚，故赵老说重按得本质。所谓本质，是指元气的本体，而浮、中部位可测元气的功用，浮、中、按、沉所得脉息代表元气的体与用，如何分析和处理之间的关系，《文魁脉学》700脉象均为典范。在这样重按下，松开手指时，患者手腕会短暂留下的指印，正好以此检验指力是否到位。

7. 脉诊所得不只是用于寻找病机，说明病理，它应在具体方药的选用上得到落实，特别是主方确定后，药味的加减变化，要在脉诊中找到客观依据，不能只从理论上推导。譬如，笔者体会，麻黄的应用脉证，应是紧而实，浮沉皆可。曾治一肺癌患者，70 余岁，肺大部切除，气喘吁吁，动则甚，不能平卧，夜不能寐数日，面白神疲，乏力欲倒，舌略暗，苔薄腻，主用三拗汤合二陈汤、三子养亲汤加葶苈子、地龙、桃仁，在运用麻黄一味上，我反复斟酌脉象，弦紧有力，按之脉内实而不畅，虽然从病史看，高龄且肺大部切除，从症状看，一派虚象，但脉象提供了运用麻黄的客观依据，故予麻黄 12g，3 剂，当晚服 2 次即能平卧，诸症显减，复诊时精神面貌判若两人。

8. 脉症不同步。脉是以气血为体，对元气最直接、最原始、最灵敏的反映，它可以先于症状发生变化，从而为医者确定治法，判断预后提供依据。但同时也折射出这样一个问题，脉症在某些时候是不同步的，脉或先于症状，或落后于症状，或与症状无关。脉先于症状已做讨论，不赘。脉落后于症状的情况，多见于急性病证的骤变，症状发展迅速，而脉象没有及时体现出相应的变化，当然，这与后一种脉症无关的情况一样，脉象在多大程度上体现病证，取决于医者的脉诊水平。之所以要讨论脉与症状的关系，是因为大多数患者前来就诊，不是因为脉象有什么改变，而是源于意识层面的、显性的、可以感知到的、难以忍受的病痛，因此，尽管无论怎样强调脉诊的重要性都不为过，但症状决不能忽视，它是患者所能察觉和感知到的痛楚，是元气反应最强烈处，并很可能是当前病证的焦点所在，我们主张辨证论治，对症治疗也不可全盘否定。

9.临证中，吸引医者注意力的常常是显性的症状，因此，我们习惯围绕症状展开辨证。以咳嗽为例，脉微弱是气虚咳嗽，舌红苔黄腻、脉滑数是痰热咳嗽，舌白、脉浮紧是风寒咳嗽，脉细数是阴虚咳嗽等，这种以症状为中心的方法，是用舌象、脉象深化症状，脉象为症状服务。我们不妨换个思路和方式，先忽略症状，只诊脉，须说明一下，这样做不是为了以脉定证，笔者无此水平，也不赞成独凭脉象偏废其他，也不喜欢患者一声不吭就伸手考较医者水平，但这种方法的好处是：一是可以作为锻炼脉诊技能的方法；二是可以排除患者干扰，获得医者自己的判断；三是可以凭脉对患者机体的气化状态初步了解，然后再结合患者主观症状综合分析，比较客观全面；四是，当目光从个体症状中解放出来，脉象就不只是专为说明症状，视野会更灵活而广阔。这时候就会发现，某些情况下，症状与脉象可能并无直接关系，而我们之前的方法，是无论如何也把脉象套在症状上。比如上面几种证型的咳嗽，舌脉所反映的病理和症状可能没有因果关系，也并不相互说明，如脉微弱可能只是对体质的反映，咳嗽未必是气虚所致，寻常的咳嗽也不会使气血大虚而出现微弱脉，然而我们仍要紧扣舌象、脉象，特别是脉象，因为对机体整体气化状态的反映，它比症状更客观、更全面，即使个体症状没有影响整体气化发生明显改变而在脉象上体现出来，或者简单说，脉象并不反映个体症状，但个体症状也应纳入整体气化中来辨治，才不会流于表面的对症治疗，才叫整体观和辨证论治，也是治人以治病之意。所以，不论哪种情况下，脉象都是不可不察的重点。

『守一，法阴阳，参变升降』下的辨治心法

一、气化为纲

辨证论治是中医学诊治疾病的主要手段，是每个中医医生终生研习的看家本领。但因个体学养有别，感悟不同，对辨证论治的认识也不尽一致，从纵向看，随着临证经验的积累，和学术思想的逐渐成熟，医者本身对辨证论治的体会也将发生阶段性变化，但作为从中医院校走出来的人，大多是从这句话开始认识辨证论治的：

"所谓辨证，就是将四诊所收集的资料、症状和体征，通过分析、综合，辨清疾病的原因、性质、部位和邪正关系，概括、判断为某种证。"（《中医基础理论》）

在这句定义中，笔者体会，辨证就是认识、分析、处理信息的过程，不同的辨证法就是不同的处理法则，如八纲辨证、六经辨证、脏腑经络辨证、三焦卫气营血辨证等，都是在各自的理论规范内，综合分析症状、体征、舌象、脉象等，因此，不同的视角，不同的辨证方法，会有不同的病机描述，如发热、口渴、舌红，脉洪大，从六经辨证角度看是阳明经证，从卫气营血辨证看是气分证，从脏腑辨证看是胃热，但不论是阳明病，还是气分证，或是胃热证，都只是从不同侧面对病证进行的描述，而不是疾病的本体，本体唯一，正因如此，纵然文字表述各有不同，若辨证准确，最终都指向白虎汤。可见，"辨清疾病的原因、性质、部位和邪正关系"就"概括、判断为某种证"，在很大程度只是对疾病的归类，所以，胡希恕先生认为："辨证论治的精神实质是在患病机体一般的规律反应的基础上，而适应整体的、讲求一般疾病的通治之法。"[1] 这话可以说是对辨证论治很精辟的见解，一语道出"同病异治"和"异病同治"的原理。但读者若只流连于"规律反应"的表面而只讲求对应，也会在一定程度上把中医学理论简单化。这是一句极其凝练的高度概括，内涵丰富，胡老本身也决不只是在表面的对应规律上做文章，关于这一点，笔者会在《医话篇·辨证论治随想》略陈愚见。这里要强调的是，规律只是表象，而不是病证的实体，反过来说，既有规律可循，则非偶然，必有理法在其中，抓住它，就掌握了立法处方的纲要，以及灵活变通的根本。所以，辨证的目的就是挖掘信息背后隐藏的机理，若要推求疾病的机理，则首先要认识疾病的本体，而要认识既病之变，则须先认识未病之常，所谓知常达变。前面的篇章探讨的都是这个"何谓常"的问题，概括地说就是，一元生气，动分阴阳，升降出入，五行为变。相应地，凡病，亦必在上述内容之中，失常的气化是疾病的本体，症状、体征是各种表象，辨证是透过表象，从不同侧面、不同角度对疾病本体进行认识和描述。

笔者在临证中，常以辨气化为纲，八纲辨证、六经辨证、脏腑经络辨证、三焦卫气营血辨证等为目，以整体为先，在整体气化状态下审视各个症状，在整体中分析局部，而不是以单个症状为中

---

[1] 冯世纶，张长恩.中国汤液经方.北京：人民军医出版社，2005.

心，在脏腑相关，或五行生克等理论下展开辨证。

我们说《伤寒论》奠定了辨证论基础，完善了辨证论治体系。诚然，辨证论治无比重要，但却不能因此对《伤寒论》首重辨病的事实视而不见，"辨某某病脉证并治"，篇目冠名即开宗明义，这似乎在提示，辨证不是随意的，而是在一定的整体规范下。所以，笔者认为，如何处理辨病与辨证的关系，才是医圣要垂范后世的重点。譬如，少阴病承气汤证，论曰："急下之。"一个"急"字就表明了，在少阴病元气大伤的气化状态下，出现大承气汤证，必须"急下"，否则正气很快不支，这就是在整体气化状态下处理个体症状，条文曰"宜大承气汤"而非"大承气汤主之"，也体现了这点。

在整体气化状态下审视症状，是处理整体与局部、共性和个性、规范和灵活的关系，以后相关篇章还会谈到，就临证实践来看，个体症状，或者主诉，很可能并不是辨证的眼目，病人叙证，并不像书中医案那般重点突出，指向明确，由于想一吐为快，生怕遗漏，患者陈述很可能缺乏条理，前后紊乱，常常毫无重点的罗列一堆症状，甚至在中途说着说着就变更主治方向的也不少见，所以，完全按照以症名病，围绕主诉，甚至主证进行辨证，有时难免产生无所适从之感。主诉当然值得重视，它毕竟是主要矛盾的焦点所在，但应该放在整体气化状态中去剖析。譬如，小柴胡汤条文中，例举证候十余种，每一种都可能成为患者口中的主诉，但只有辨识到患者整体处于少阳枢机不利的状态，才能看清这些症状的机理，进行有效治疗。

笔者曾治一王姓患儿，4岁，长期厌食纳呆，时有呕吐，夜尿频多，每晚至少5次，脉细弱。患儿家长在叙述病情时尚自犹豫到底该治厌食，还是尿频，踌躇半天，终于选定先治厌食，然后再治尿频。所以，如果按病历书写，这个病的主诉就是厌食。笔者初辨为脾胃气虚，肾气不固，从健脾开胃治，略加补肾，兼顾尿频。方用：

太子参15g　白术10g　莲子10g　芡实10g　茯苓10g　鸡内金10g　麦芽15g　谷芽15g　建曲10g　菟丝子10g　肉桂3g

3剂之后复诊，病无进退。二诊察脉，细弱中略有弦意，且见患儿安静少言，不似同龄人活泼喜动，故从枢转少阳治。方用：

柴胡6g　黄芩10g　太子参15g　半夏6g　苏梗10g　厚朴6g　茯苓20g　鸡内金10g　建曲10g　白蔻6g　5剂

三诊，患儿胃口已开，不再呕吐。所奇者，未用补肾缩泉药，而夜尿减至每晚1次。此案取效，显然不是建曲、麦芽等消食药之功，而在于改善了患者枢机不利的气化状态，所以尿频的症状也随之而愈。实际上，小柴胡汤条文有"嘿嘿不欲饮食"，或然症中，有"小便不利""不利"不只是指不通利，通泄无度也是不利，这些个体症状是整体气化状态下的局部表现，若只是着眼于单个的厌食，或尿频，然后围着局部症状兜转，就算运用到生克制化、脏腑相关的理论，恐怕仍会把辨证思路局限在脾肾不足上而丢掉整体，脏腑辨证与六经辨证之区别，于此可见一斑。

辨病以辨证，辨病是辨机体的整体气化状态，辨证是把症状放在辨病中认识，病证结合，是笔者学用《伤寒论》的体会之一。

同样的，太阳中风，自汗一证，若不放在太阳中风的气化状态中去，就难以辨治，而病人不可能把发热、恶寒、头项强痛等所有症状都用标准语言表达出来。所以，患者的叙述很重要，但不可完全被牵着鼻子走，失去医者自己的判断，正如太阳中风证，最重要的脉象得靠医者去发现，而脉作为不受患者主观影响的客观体征，笔者体会是最能反映气化状态的重要指征。脉法中有总按一说，就是示人先认识整体，其次分按，是在总体把握的基础上进一步细化，而分按所得，必纳入总按所得中分析。如何从脉象中查知元气的虚实、阴阳、升降出入，已在《脉学探索》篇中详细讨论。

气化为纲，内容包括：气的盛衰、性质，气机升降出入运动，以及运动过程中伴随的气血津液等物质转化。笔者主要从以下几点来认识：守一，法阴阳，参变升降。

二、守一

老子曰："万物得一以生。"庄子曰："我守其一，以处其和。""一"的重要勿庸赘述。"一"不可失，《云笈七签·元气论》云："元气本一，化生有万。万须得一，乃遂生成。万若失一，立归死地，故一不可失也。""守一"就是重视、守护一元生生之气，这是道教炼养家与中医临床家共同遵守的原则。道教认为"道"是本体，然而无法操作，"一"则是"道"的气化，具象化，因而有种种具体的操作方法，"守一"曾作为道教炼养的主要方法之一流行。类似情况也存在于传统医学中，"守一"，即顾护一元生生之气，是医者在养生、治病、调摄等活动中，自始至终都应放在首位的要旨，但它始终是一个抽象的理念或者原则。实际上，从本质看，汗、吐、下、和、温、清、消、补，无非"守一"，如釜底抽薪，急下存阴，存得一分津液便有一分生机；又如破阴回阳，引火归元，留得一分阳气也有一分生机，但却没有一种具体的治法方药明确贴上"守一"的标签，这是因为，道家炼养从守一始具可操作性，而医家的理念涵于守一，具体的治法方药却始于阴阳。一气动辄分阴阳，有阴阳之辨，则有理法方药以应，察舌按脉，先别阴阳，药分气味，亦首明阴阳，《素问·阴阳应象大论》："阳为气，阴为味……气厚者为阳，薄为阳之阴；味厚则泄，薄则通；气薄则发泄，厚则发热。"故"守一"之后紧接"法阴阳"，阴阳之辨贯彻始终。

三、法阴阳

郑钦安说："医学一途，不难于用药，而难于识证；亦不难于识证，而难于识阴阳。"

法阴阳有两点应加以重视，一是辨病证之阴阳，不论脏腑辨证，还是八纲六经、三焦卫气营血辨证，辨阴阳都是首重，历代医家所论面面俱到，笔者不再续貂；二是参合天地之阴阳，笔者举一病例加以说明，这一案例虽最终治愈，并因此有所感悟，但过程较曲折，初亦受挫。

也许不少人认为中医理论玄奥，文字艰涩，阴阳五行等令人如坠迷雾，笔者却认为恰恰相反，中医学是一门开放平易的学科，它从实践中来，很多医理都是朴素浅近的道理，寓于日常生活点滴中，所以笔者常把心中疑惑说与不谙医学的家人听，虽然他们不能给予专业上的具体建议，但旁观者清，以事理喻医理，触类旁通，时有启发。

2014年5月，笔者诊治一老人，子时后开始咳嗽，直咳到天明，白天如常，因考虑咳在子时一阳升发之际，故从少阳枢机治，曾读到过不少类似医案，亦多从此论治，因大多认为是阳气升发不利所致，予小柴胡汤，但数诊无效。回家后把此事说与妻子听，为什么我顺应天时阳气升发无效呢？妻子说，晚上就是睡觉的时间，不论在子时前还是子时后，只要天没亮，该睡觉的时候为什么非要去撩拨它，扰动它呢？当时真是茅塞顿开，按照中医昼夜阴阳的理论，天未明，皆属阴，无论子时前后。《素问·金匮真言论》："阴中有阴，阳中有阳。平旦至日中，天之阳，阳中之阳也；日中至黄昏，天之阳，阳中之阴也；合夜至鸡鸣，天之阴，阴中之阴也；鸡鸣至平旦，天之阴，阴中之阳也。""平旦"，指太阳停留在地平线上，昼夜是以太阳照射到地面上为准，昼阳夜阴，这与阴阳即日光向背的本义相通，《灵枢·卫气行》："阳主昼，阴主夜。"凡日光未及时，皆属阴；日光普照时，皆属阳，之后阴阳再分，均在这个大前提下，故《素问·金匮真言论》在论述时首先强调"天之阳"和"天之阴"，在这个阴阳中再分，才有阳中阳，阳中阴，阴中阴，阴中阳，阴静而敛，阳动而散，而人"法于阴阳"则首先是要遵从"天之阳"和"天之阴"这个大原则。所以，病夜咳而昼安，总体看是气机失于收敛，失于天时气化，要"法阴阳"，则当合阴敛之性，之所以始于子时，是因为子时前，阴中阴，得天时助，故人体气机尚能安守，子时后一阳升发，天时之助渐失，气机当敛不敛，浮越于上则咳，此时用小柴胡汤看似顺应一阳生发，却十足撩拨阳气之举，因为不是不升发阳气，而是要在阴中阳的整体气化状态下进行。岐伯曰："顺天之时，而病可与期。顺者为工，逆者为粗。"其实以前学习教材，这个知识点也是烂熟于心，经此一例，才知熟记不等于理解，理解不代表吃透，不经实践检验，不知水深水浅。在此基础上进一步思考，昼夜分阴阳，本质上是以地面接受日光与否为准，这里有两个地方需要注意，一是有个关键词是"地面"；二是昼夜已分阴阳，但可再分，阴阳之中各有升降。现在想来，笔者在《五行升降出入》中提到"土为界"，出入分阴阳，阴阳有升降的想法，也许肇始于此次经历。

但这个案例尚未讲完，翻看彼时所做笔记，上述子时咳嗽的老人后来并未复诊，只不过这次案例中要说的患者实际上也并不是他，而是笔者妻子。很巧的是，在思考讨论昼夜阴阳的问题时，笔者妻子也正患此病。经过如下：不明原因咳嗽，少痰，起初白天也咳，经止嗽散治疗后，白天几乎不咳，但夜晚咳嗽剧烈，一般从晚上11点开始，2点左右加剧，咳嗽一刻不停，不能平卧，端坐至天明，天明即止，起病2月余，子时夜咳也有月余，服药无数，也包括小柴胡汤，但方药如泥入海，病情纹丝不动。技穷之余，只有每晚服磷酸可待因勉强止咳，但数日后也逐渐失效，小小咳嗽让笔者很感挫败，真切体会到"咳嗽咳嗽，医生对头"。幸亏得到上述启发，在5月14日下午5点的时候，笔者思考良久，处以下2味药：五味子30g，柴胡6g，煎水一次，约300mL，服两次共200mL。当晚11点略咳几声，子时过后咳嗽一次，至天明再无咳嗽；5月15日、16日，未再服药，连续两天观察，未咳一声，就此病愈。

后遇数例类似病人，若当用小柴胡汤时，由于思想认识发生变化，在药味增损与药量加减上，便与以前明显不同。

在时间上有特殊表现的病证，需结合元气运动的时间规律。《灵枢·顺气一日分为四时》："黄帝曰：夫百病者，多以旦慧昼安，夕加夜甚，何也？岐伯曰：四时之气使然。黄帝曰：愿闻四时之气。岐伯曰：春生，夏长，秋收，冬藏，是气之常也，人亦应之，以一日分为四时，朝则为春，日中为夏，日入为秋，夜半为冬。朝则人气始生，病气衰，故旦慧；日中人气长，长则胜邪，故安；夕则人气始衰，邪气始生，故加；夜半人气入脏，邪气独居于身，故甚也。"但经文示人规矩，临证须知变通，夜间独见的病证也并非皆从收敛固摄。夜为阴，但有阴中之阴，阴中之阳；阴主敛，但阴中还有升降之分，升降尚有太过、不及之辨，特别是兼夹湿热、痰瘀等实邪者，贸然收敛，恐闭门留寇，比如热伏阴分，夜热早凉的青蒿鳖甲汤证，就不是一味敛阴，其中青蒿有深入浅出之妙。再如赵绍琴教授治刘某五更泄案，就未曾胶守四神丸，而主葛根芩连汤合痛泻要方加减。[1]笔者曾治一例颇不寻常的瘙痒病，独特之处在于，病发于夜间，天明则愈，所奇者，瘙痒部位不在皮肤，以患者的话说，是痒在骨髓里面，挠不到，只有撞击桌边棱角，或尖锐物，才能缓解，服祛风止痒剂不效。笔者思路是，相较皮肤瘙痒，该证部位深，病位在阴，夜发昼安，发病时候属阴，可见邪伏阴分，入夜气机敛摄不利而病，昼来气散于外故愈，普通疏风止痒当真是隔靴搔痒，虽然不发热，但与夜热早凉机理相同，故予青蒿鳖甲汤加白鲜皮1剂，后来其家人反馈，一剂即愈。

因此，法阴阳，一是辨病证本身的阴阳，二是参合天地气化阴阳。我们前面说，把个体症状放在整体气化中，这个整体气化，不只是指机体的整个气化状态，还指天地气化，这样才能把中医学反复强调的整体观落在实处。譬如，以咳嗽为例，临证中比较容易体会到，证属外感，肺失宣肃，冬季用麻黄的时候多，春季用柴胡、荆芥的时候多，秋季用桑叶、枇杷叶的时候多。

---

[1] 彭建中，杨连柱.赵绍琴临证验案精选.北京：学苑出版社，1996.

我们把"法阴阳"的两个方面发散开去看，则辨治一个病证需要从两方面考量，一是机体自身的气化状态，二是患病机体所处的天时地域。然后就会很自然地得出这样的结论：病证的出现，是内外合因的结果。内因指机体固有的禀赋强弱、脏腑功能、气血阴阳、精神状态等内在因素，它决定着病证的从化方向；外因指六淫劳伤、七情牵引、跌仆金刃等外在条件，它影响着病证的发生。病证的产生是外因作用于内因，辨证论治须两者兼顾，而重点在后者，因病证的实质是机体自身的气血阴阳失调和脏腑功能失常，这是辨证的主体，论治的对象，方药的标靶，所以，《伤寒论》中"观其脉证"一语极其重要。但"观其脉证"应当在序言提及的"天布五行，以运万类；人禀五常，以有五脏"的前提下，如此才能参天地而法阴阳。

四、参变升降

（一）升降出入

《素问·六微旨大论》："岐伯曰：言天者求之本，言地者求之位，言人者求之气交。帝曰：何谓气交？曰：上下之位，气交之中，人之居也。故曰：天枢之上，天气主之；天枢之下，地气主之；气交之分，人气从之，万物由之。"张景岳注："枢，枢机也。居阴阳升降之中，是为天枢。故天枢之义，当以中字为解。中之上，天气主之；中之下，地气主之。气交之分，即中之位也，而形气之相感，上下之相临，皆中宫应之而为之市，故人气从之，万物由之，变化于兹乎见矣。"这里不但解读了天枢之义，同时顺带解释了何为"中气"。中气得天地精气，人秉之而生百骸，赅形神，故说"天覆地载，万物悉备，莫贵于人"。《素问·五常政大论》："根于中者，命曰神机，神去则机息。"中气是为先天立命之根，又为后天升降出入之枢，藏于脐下。在《脉学探索》篇也提到"守中"一说。

《素问·六微旨大论》："帝曰：其升降何如？ 岐伯曰：气之升降，天地之更用也。升已而降，降者谓天；降已而升，升者谓地。天气下降，气流于地；地气上升，气腾于天。故高下相召，升降相因，而变作矣。"

《吴医汇讲》："夫分言之，为出入，为升降，合言之，总不外乎一气而已矣……此升降出入四字，为一生之橐，百病之纲领。"升降出入的重要性是不言而喻的，怎么强调都不过分，它是元气运动的基本形式，在气机的升降出入过程中，伴随着气、血、津、液等基础物质的转化，这种转化包括发生在人体内的，以及人体内外的物质交换。

现代科技已经实现体外循环，也就是说人工机械在一定程度上可以替代心肺等脏器，维持循环和呼吸，从这个角度看，只要能够维持人体新陈代谢，脏腑并非不可替代，另一方面则突显出，新陈代谢才是人体最基本的生命特征，才是维持生命最重要的基本条件，不可须臾或缺，岐伯曰："出入废则神机化灭，升降息则气立孤危。故非出入，则无以生长壮老已；非升降，则无以生长化收藏。是以升降出入，无器不有。故器者生化之宇，器散则分之，生化息矣。故无不出入，无不升降。"

"器者，生化之宇。"器，器具，用具，《说文》："象器之口，犬所以守之。""宇，屋边也。"即就说，有形之物，皆是气化的载体，所以，人体之中，五脏六腑、形体官窍，无一非气化之体；生长发育、神志意识，无一非气化之用，相应地，疾病之至，亦无一非气化之变，包括升降出入的太过、不及、紊乱。但仅仅停留于此，还不足以立法遣方，指导用药，还应进一步在具体的理论规范下具象化、细化。因此，笔者临证以辨气化为纲，脏腑辨证、六经辨证及三焦、卫气营血辨证为目，从脏腑、六经、三焦、卫气营血的角度，来具象化和细化元气的运动失常，并落实在具体的方药上。

（二）脏腑与升降出入

1. 脏腑分主升降出入

"水曰润下，火曰炎上，木曰曲直，金曰从革，土爰稼穑。"在前面《五行升降出入》篇说到，五行居九畴之首，是先贤对天地自然规律做出的高度概括，水、火、木、金、土是一元生气升降出入运动的表述，在升降出入中，万物生长化收藏，人体生长壮老已，所以，脏腑功能各异，各有所主，但都是为达成元气的升降出入。

五脏五行的对应关系，在《素问·阴阳应象论》和《素问·六节藏象论》阐述的非常详尽，原文不引，此处从生理功能角度探讨五脏是如何参与升降出入运动，从而完成人体的生长化收藏。

肝属木行，主升发疏泄；心属火行，主推行血脉，而血的化源，除后天水谷精微，"中焦受气取汁，变化而赤"外，另一化源则是先天精气。《类经》云："肾之精液入心化赤而为血。"肾精要上达至心，则需肝木升发疏泄，从"气化升降出入图"可知，升降出入过程中，肝木在下承续肾水，在上顺接心火，故说"肝藏血，心行之"，肝藏血是心行血之先导，从肝木到心火，是元气初生到长成的过程。

肺属金行，主肃降，气行水行，方向向下，故有"通调水道，下输膀胱"之说。肾属水行，主固摄潜藏，"肾者主蛰，封藏之本，精之处也。"

脾主运，一指运化水谷，二指转运枢机，斡旋上下。木火升发，金水敛降，中土枢转，在气机升降出入过程中，有阴血、水津、精气等基础物质的转化，同时，也对气血津液进行敷布洒陈，病理状态下，自然伴随着基础物质盈虚通滞等方面的异常。

在脏腑系统里，五脏是主导，但它所表现出来的主司升降出入，实际上是整个系统不同程度地参与协作，共同完成。如肺主肃降，必有赖于与之互为表里的大肠畅通无碍；心主血行，须脉道完整流利，故曰：在体合脉。这些参与协作，有正向辅助，如大肠的传导之于肺的肃降；也有相反相成，如胃的通降之于脾的升清。由此可见，脏腑系统本身也各具升降出入。

2. 脏腑各具升降出入

肝木系统主升，主导者肝，肝为脏，相表里者胆，胆为腑，传化物而不藏，实而不满，以降为顺，排泄胆汁，升发疏散与降泄胆汁相反相成。

肝木以顺，为心火，阳中之阳，与小肠相表里。心火炎上，而未化为烈焰焚阳，反具升已而降之机，是与小肠主液，以阴济阳，泌别清浊，导热下行有关，导赤散治心经火热之用木通，就是运用这一理论的典范。

肺为华盖，其位最高，肺金主降，势所必然，然而肺叶成双，开合翕张，本身就具宣发和肃降两种运动形式。肺主皮毛，与天气相通，若无宣发，何以沟通内外出入，交接天人气机？肺主气，宣发和肃降是肺功能的一体两面，生理上，两者互用，互为前提，宣发，必然是在肃降的基础上实现，反之亦然；病理上，则相互影响。所以，当肺失肃降，"通调水道，下输膀胱"不及而病尿少、癃闭、水肿等，可以宣肺以助肃降，麻黄、杏仁、防风、苏叶等随证选用，法称"提壶揭盖"。

肾为水脏而主藏精，真阳寄焉，如釜底灶火，蒸腾气化，促进生长发育，催动功能发挥，藏中寓升，生机弥漫。此外，"膀胱者，州都之官，津液藏焉，气化则能出矣。"膀胱与肾表里相合，贮存水津，气化开合有节，推动水行而通利小便，但需注意，膀胱所藏津液并非悉数化为小便，《灵枢·本脏》："三焦膀胱者，腠理毫毛其应。"可见膀胱气化贯通表里上下，在里在下则生成小便，在表则应腠理毫毛，所藏津液化为汗液，不论汗液还是尿液，都体现了"气化出矣"的运动态势，与肾主封藏，出入相对，合为水行。

土行脾胃居中，是升降出入枢纽，脾升胃降不只是指敷布水谷精微和排泄糟粕秽浊，还指对全身气机的枢转。吴达《医学求是》："水火上下相济者，升则赖脾气之左旋，降则赖胃土之右降也。脾升则化木火，胃降则化金水。胃不得降则心火上炎，肺金必赖胃气之右降。"此论与黄元御一脉相承。叶天士云："夫脾胃为病，最详东垣，当升降法中求之。"针对东垣详于升脾，而略于降胃，叶氏提出："脾宜升则健，胃宜降则和。"并在大量临证实践基础上，总结补充治胃之法，以全其义。叶氏独到之处在于，降胃不直接用通降下气药，他认为："胃为阳土，宜凉宜润。"主张甘润养胃，以遂其性。《临证指南医案·脾胃》："所谓胃宜降则和者，非用辛开苦降，亦非苦寒下夺，以损胃气，不过甘平或甘凉濡润以养阴，则津液来复，使之通降而已矣。"立足顾护正气，从脏腑本性论治，是极高明的理念，也是我们前面提到的"守一"原则的具体运用。但应当看到，叶氏所倡导的甘润养阴法与其所处温病流行的时代背景有关，民众多病阴津不足，甘润养阴应运而生，就胃失和降而言，仲景所创泻心汤诸方，亦是良方，法无定法，随证治之而已。须注意的是，升降中复有升降，胃为水谷之海，气血之源，不可能只是通降传导。《素问·经脉别论》云："饮入于胃，游溢精气，上输于脾。"经文明确指出，胃气有蒸腾散精之功。笔者认为，胃这个功能不但不可忽视，还应看到它是所有后续变化的前提，若无胃气游溢升腾，何来"脾气散精，上归于肺；通调水道，下输膀胱，水精四布，五经并行"？胃若不布散津气，水津潴留，浊阴下流，而病水肿、腹胀、腹泻、肠鸣、痞满等，这里面固然有脾不升清，失于转输，但胃不化水散津却是首当其冲的病理，所以生姜泻心汤重用生姜，而不是干姜。《医宗金鉴》云："名生姜泻心汤者，其义重在散水气之痞也。"生姜功能"温中止呕降逆"，笔者认为，生姜是先助胃阳布散之能，而后复胃气通降之用，散而后降，与叶氏甘润养阴，不降而降之意同。

综合上述两点，我们应有此认识：气机升降出入除了须辨太过不及外，还要知道升降中复有升降。进而要有这样的观念，即某一脏表现出升降出入的性质，是合力的结果，不但是自身体系合力的结果，也是平行体系合力的结果。譬如肝木主升，既是肝木自身系统，包括脏、腑、形体、官窍的综合体现，还是与其他脏腑协调后的结果，若肾虚失于蒸腾，脾虚失于升清，肺金失于肃降，胃土失于通降等都会影响肝的正常升发，这是因为脏腑升降出入的本质，是一元生生之气的周流气化，是《五行升降出入》篇提到过的"一气含五，一体五象"在脏象上的体现，这也是中医学整体观的根本机理所在。所以，我们要扩大视野，在升发中看到敛降，敛降中顾及升发，要懂得如何分解各种要素，同时要高度重视各种要素综合反应后表现出来的"象"。我们观察到的"象"，是经过机体自身调节各种因素后的最终反映，是判断元气状态的重要依据，对治法的确立有极其重要的提示。举脉为例，我们称其"脉象"，是说切脉时，指下所得，是一种各个要素综合后的"象"，我们学习认识"脉象"时，要从各个角度分解它的构成要素，这样才能尽可能地获取更多的信息。譬如滑脉，书上形容"往来流利，如盘走珠"，构成滑脉须阴气充足，否则不会状如滚珠之浑实，而会见脉体中空，呈芤状；其次，在脉道充盈的前提下，须阳气不虚，若阳气衰弱，鼓动无力，也不会如珠滚圆，更不会往来流利，而会呈迟、涩、缓、濡。以此观之，实际上每一种脉都是复合而成，我们要从正面看到显性的构成要素，也要从侧面、反面看到隐性的构成要素，综合之后，脉见滑"象"，就提示我们要重点考虑"痰热、实热、妊娠"等阴阳俱足而相搏成实的病证。

3. 脏腑藏泻

五行是元气升降出入的表现形式，五脏是元气升降出入运动的执行者，那么元气本体是以哪种方式体现在五脏？这就要用到"五脏藏精摄神"的理论。

我们说肝藏血，心合脉，脾散精，肺主气，肾藏精，其中气、血、精、津不只是脏腑的物质基础，否则肝体阴用阳，为何独曰

藏血？实际上，五脏无不体阴用阳，但所藏者却各有不同。笔者
认为，这里所涵藏的"气、血、精、津"，是元气在某一阶段和部
位上的物质表现形式，以此为物质基础，五脏藏神，分摄魂、神、
意、魄、志，《灵枢·本神》："血、脉、营、气、精神，此五脏之
所藏也……肝藏血，血舍魂……脾藏营，营舍意……心藏脉，脉舍
神……肺藏气，气舍魄……肾藏精，精舍志。"这是元气在神机方
面的表现形式，神不外露，故说五脏藏而不泻，不只是说涵藏气、
血、津、液等基础物质，还指对神的统摄和封藏，若元气虚弱，藏
精不足，则必神志内怯，各有所见。

　　精气宜藏不宜泻，而气化功能则推动有形物质时刻进行变化，
因此，应把五脏所藏，与五脏所主——即五脏主导气、血、津、液
等物质代谢，进行区分，前者指五脏涵藏精气，是元气的不同物
质形态和神机表现的物质基础，后者指五脏功能的发挥，对气、
血、津、液等物质的生成、敷布、转化、排泄等，前者是体，后者
为用。

（三）八纲辨证与升降出入

　　除脏腑辨证外，临证中常用的辨证法还有八纲、六经、三焦、
卫气营血辨证等，伤寒、温病的相关讨论已在《寒温解读》篇专
述，此节重点探讨八纲辨证与升降出入的关系。

　　八纲，即阴阳、表里、寒热、虚实八个纲领，是对病证的病

位、病性、病势的共性描述，历代医家对此各有体会，以至对八纲具体内容的增删也不尽相同，此处不赘。八纲既然是对病证共性的描述，那我们就从病证的本质，即一元气化失常来看八纲对一元气化失常的细化。

一元生气动分阴阳，故八纲中，阴阳又为总纲，《景岳全书·传忠录》："凡诊病施治，必须先审阴阳，乃为医道之纲领。阴阳无谬，治焉有差？医道虽繁，而可以一言蔽之者，曰阴阳而已。""阴阳既明，则表与里对，虚与实对，寒与热对，明此六变，明此阴阳，则天下之病，固不能出此八者。"只不过，这里再强调一句，阴阳不只是表述相对性的哲学术语，应明确其医学属性，所谓辨阴阳为辨病之首重，乃是因阴阳是对生生之气化状态的总括，它决定了病证的发展、预后、转归。

表里是一元气升降出入的部位，出于外为表，太过不及便为表病；入于内为里，太过不及、不相协调而紊乱便为里病，表里指气化失常的部位，即病机所在之处，与病证表现于外的部位不完全一致，故有上病下治、下病上治的治法。此外，尚有半表半里的说法，未有定论。笔者认为，表里，包括半表半里，作为构成病机不可或缺的基本要素之一，不只是单纯的指代方位，还要参与确定治法，这才是更重要的临床意义。譬如表证，除了含有部位在表之外，更重要的是参与完成解表法的确立，因为不是所有病位在表的病证都要从解表治，如疮疡、痘疹属气虚者，宜托里透脓，而非解表散邪。另外，从气机运动看，升降出入枢，太过不及皆为病，表、里、半表半里，病位相应，各有相应治法，因此，笔者认为，半表半里的提法有合理之处，半表半里的参与，使一元气的周流气化更趋完善。

寒热是对温度的表达，它需要与阴阳相鉴别。阴阳是以热能多少划分的生生之气，寒热则是元气在运动过程中表现出来的以温度高低为标准的性质，一是指客观温度的高低，如温度计所示；二是自觉寒热，而中医学更重视后者。阴阳与寒热是有区别的，阳证未必发热，可能恶寒，阴证未必畏寒，可能发热，因而有寒热真假，阴阳格拒之说，更有分布不均，错杂兼夹之变。而论治，则必然是针对代表生生之气的阴阳，这才是病证本质所在，而不是表面的寒热。但是，寒热表现不可舍弃，假象也反映本质，不存在真假取舍，关键在分析其中原理，所谓的假象有时恰恰是辨治眼目所在。以真寒假热为例，我们固然要透过现象看本质，牢牢抓住阳虚寒盛的病机，但同时一定不能忽略发热这个表现，阳虚而反发热，证明是虚阳浮越，或者阴盛格阳，元气妄离本位，治法是引火归原，或者破阴回阳，这与阳虚却不离本位，只畏寒不发热，直须温阳散寒，其治法在气机升降出入方向上明显不同。

虚实即有无，元气有者为实，无者为虚，一是指一元气的衰盛，元气的量的多少，是绝对意义上的有无；二是指一元气至与不至，是相对而言。譬如脉象浮取弱，而沉按有力，就要考虑元气不至，而不可率用壅补。所以，元气的虚实，还应与病证表现的亢奋和抑制相区分，亢者未必属实，抑者未必属虚，"大实有羸状，至虚有盛候"，都是从元气和病机论虚实，不是在病证表现上归类，这样才有助于指导立法处方，而具临床意义。

（四）升降出入的临证运用

1. 李东垣

历代医家，在气机升降出入上用力而卓有建树的，不乏其人，如李东垣以脾胃立论，主"天地阴阳生杀之理在升降浮沉之间"，认为"治法用药若不明升降浮沉，差互反损"。笔者印象较深的是对东垣清暑益气汤认识的转变。初识该方，笔者颇赞同王孟英的评议："虽有清暑之名，而无清暑之实。"后临证既久，常在暑天诊治体质素虚而感时邪的患者，证见发热，口渴，气虚乏力，苔腻，脉沉弱，经治一定病例后发现，若不顾及患病机体，以补中益气为底，振奋衰弱之躯，唯清暑化湿，难以收效。初时并未想到东垣清暑益气汤，依脉证自行组方，闲时总结，才发现自拟方皆以补中益气汤为基础方，汗多气怯者加五味子、浮小麦，口干舌燥者加麦冬、天花粉、芦根，尿黄涩短者加黄柏、知母、竹叶，便溏不爽者加黄连、葛根，纳差者加建曲、麦芽，苔腻者加藿香、佩兰、青蒿，在查看数张处方后，心中一动，突然意识到，这不就是东垣清暑益气汤的结构和方义吗？再回头看，孟英之论亦未尝没有道理，此方确无清暑之实，然而王氏虽另创清暑益气汤，但也并未说此方无用武之地，两张清暑益气汤同出名家之手，均从临证中来，各有适应证，见解不同是与医者所处时代的岁运、社会背景、个人经历等有关。孟英处于温邪肆虐之时，伤津耗气，故王氏清暑益气，养阴生津而清暑；东垣则生活在宋金对峙的战乱时期，"大抵在围城中，饮食不节及劳役所伤，不待而言……朝饥暮饱……动经两三月，胃气亏乏矣。"在这样的社会环境下，民众患病，大多已脾胃内伤在先，东垣学术正应时势所需。笔者在临证中所见素体气虚，复伤外邪者，病机与之类似，故用东垣清暑益气汤取效。也正是在那样的时代背景下，升降出入中，东垣更重视气机升发，却绝非但升不降，只出不入，细究升阳益胃汤之用黄连、半夏，调中益气汤之用五味子，可知东垣老人持论中正，深得升降出入之妙，非厚此薄彼者。

笔者验案：

2013 年 3 月 18 日，治黄某，女，32 岁，发烧，输液一周余，烧退。刻诊见纳食差，偶有呕恶感，人极虚惫，精神萎废，举步亦难，由人搀扶来诊。舌淡红，苔厚腻，略干而板滞，脉在有力无力间。

患者平素身体不甚强健，输液一周余，大量冷水灌注，运化不及，积滞体内，故见脉不盛，苔厚腻板滞，是气虚下陷而中焦湿浊上逆，升降掣肘。思量之下，认为双管齐下最妥，但补气扶正药与化湿祛邪药都不宜过重，因患者此时胃气极弱，药气过重反伤胃气，同时应予疏导气机，以引导正气自主运行。

太子参 10g　白术 10g　黄芪 12g　藿香 12g　茯苓 25g　佩兰 15g　黄连 2g　苏梗 10g　半夏 10g　陈皮 10g　白蔻 8g　荆芥 6g　防风 6g　1 剂

翌日来电告知，服后精神大振，食欲大开。嘱续进一剂，诸症痊愈。

2. 黄元御

另外两位值得一提的医家是清代黄元御和民国张锡纯。

黄元御以土枢四象立论，重视中气，善调升降出入，立法崇阳抑阴，旗帜鲜明，议论宏阔。现摘录笔者学用黄氏理法的医案笔记一则：

何某，男，52 岁。2011 年 12 月 27 日初诊。口苦难当 1 年余，夜甚昼安，余无他症，遍服清肝利胆如龙胆泻肝类方药，了无寸效，病非重证，却苦恼不已。舌淡红苔薄白，脉右寸溢，浮而细滑，微数，重按无力；左寸沉弱而短，两关沉缓无力，两尺沉。方：

白术 20g　太子参 30g　升麻 12g　半夏 15g　柴胡 25g　枳实 12g　白芍 10g　当归 10g　麦冬 10g　浙贝 10g　丹皮 10g　钩藤 20g　刺蒺藜 20g　乌梅 10g　2 剂

2012 年 1 月 2 日二诊：上方 2 剂，服后得效；自购一剂，口苦基本消除。诊得右寸浮溢之象显减，略有沉缓之意。予原方 2 剂巩固。

按：本案除主症口苦外，兼症不多，唯切脉总按力弱，知病证属虚，前医从肝胆湿热论治，显然法不对证。口苦一症，根本病变是胆气不降，胆汁上泛，总属气机升降违和。黄元御："中气者，阴阳升降之枢轴，所谓土也。戊土为胃，己土为脾。己土上行，阴升而化阳，阳升于左，则为肝，升于上，则为心；戊土下行，阳降而化阴，阴降于右，则为肺，降于下，则为肾。"故知黄氏升降说，总以土为枢机，交济水火，升降金木，化生五脏六腑。以胆木而言，"胆以甲木而化气于相火，本自下行，其不下行而逆升者，由于戊土之不降。戊土与辛金，同主降敛，土降而金敛之，相火所以下潜也，戊土不降，辛金逆行，收气失政，故相火上炎"。此段虽以相火论，但胃不通降，肺失肃敛，亦道出胆气不降之因。

本案唯脉可凭，三部总按力弱，大义属虚。"尺阴寸阳，关者，阴阳之中气也。"两关沉缓而弱，主中气虚，土虚必然木乘。黄氏云："土之所以升降失职者，木刑之也。土被其贼，脾不能升而胃不能降。于是两关之脉大，左关之大者，肝脾之郁而不升也，右关之大者，胆胃之郁而不降也。"大则病进，黄元御五代传人麻瑞亭先生论大脉："病进则正气必虚，虚则脉当现不足之象，故于大脉有余之中当现不足之意。"本案关脉所示，略同此义，主中轴失枢，脾不左升，胃不右降；右寸脉气溢于本部之上，浮而细滑微数，重按无力，主气阴不足，气上浮越，略兼痰热。黄元御："阴乘阳位，浊气不降，故上溢于鱼。"因知肺金收令不行，敛降无力；左寸脉沉弱而短，是左升不及，脉气难至。综合分析脉象可得，本案口苦，属中气不足，升降无主，肺失肃敛，致胆气不降，胆汁上泛，法当补益中气，斡旋左右，升降金木。正如麻瑞亭先生所言："治疗内伤杂病，首在调中健中，旁及四维，随证治之。"方以太子参、白术补中气，强枢轴，升麻举脾左升，半夏助胃右降。当归、白芍养益木体而充肝升胆降之用。枳实直入阳明大肠，降气下达。柴胡"既降胆胃之逆，又升肝脾之陷"。麦冬滋润肺金，贝母"泻热凉金，降浊清痰"，两者合用，以复肺金清肃敛降之功。钩藤凉肝宁肝，刺蒺藜平疏风木，丹皮"达木郁而清风"，三药之用，旨在监制厥阴风木，勿使化热横逆。乌梅一味，黄氏论曰："酸涩收敛，泻风木而降冲击。"笔者拙见，泻风降冲，所以降胆气；酸涩收敛，所以涩胆汁，于口苦属虚者，有标本两全之治。

本案虽未用黄氏成方，但识证立法，制方选药，均以黄元御升降说相关理论为旨归。

3. 张锡纯

张锡纯氏对升降出入的重视，我们从比较熟悉的升陷汤和镇肝息风汤就能略见端倪。张氏主论升降，随处可见。譬如论喘证，不从外感内伤辨证，不以脏腑经络为纲，而从气机升降出入论，分"不纳气之喘"和"大气下陷之喘"，并从脉象及是否肩息上进行区分，甚至对于牙痛这样的小恙，张氏亦从升降出入论。笔者师其法，对火热牙痛或牙龈出血，自觉患处灼热跳动者，以清胃散宣透郁火，再合牛膝、赭石引血热下行，后两药则是张氏心法，效果比单用清胃散要好。张氏论升降出入决不笼统含混，而是层次分明，法度森然，仅吐衄一证，就有寒降汤、温降汤、清降汤、保元寒降汤、保元清降汤的不同，治大气下陷就分回阳升陷汤、理郁升陷汤、醒脾升陷汤等，须细嚼慢咽才能体会其中韵味。

笔者验案（选取数例牙痛类案例以资比较）：

案1 段某，女，47岁。11月27日初诊。

牙痛4个多月，昼轻夜重，痛时牙龈肿大，灼热出血，牙齿松动。舌边尖略红，苔薄黄略腻；脉六部沉弱，但尺脉弱甚，明显弱于寸关。从清散郁热治，予清胃散加减：

黄连3g　胡黄连3g　升麻6g　白芷6g　荆芥10g　赤芍10g　桃仁10g　土茯苓30g　苡仁30g　赤小豆30g　连翘10g　竹叶10g　丝瓜络10g　薄荷6g　僵蚕10g　3剂

二诊：稍减，不显。仍从前法，原方加地骨皮10g，3剂。

三诊：治效仍然不著，只是白天减轻，入夜仍重。

12月11日四诊：仔细分析脉象，脉整体沉弱，对比之下，尺脉较寸关更弱；牙齿松动，亦是肾虚之征，且夜重昼轻，从虚火浮越看，治当收敛下引，而前三诊方药过于升散，作用在上，与病位所在，及病证气化方向相悖，故无效。方用：

黄连3g　胡黄连3g　黄柏6g　生地10g　熟地10g　知母10g　牡蛎20g　甘草3g　泽泻6g　砂仁3g　地骨皮10g　赤芍10g

3 剂

12 月 14 日五诊：效果显著，疼痛、松动、出血等症状完全消除，白天症状全无，入夜略有微肿。原方去砂仁，加麦冬 10g，3 剂。

再诊两次，原方续进，痊愈。

案 2 张某，女，47 岁。2014 年 5 月 21 日初诊。

病牙齿酸软，自觉松动，咀嚼无力，病 2 年余。舌略红，脉沉少力，左脉尤弱。根据笔者体会，牙软或痛，若自觉绵软无力，或觉松动，皆属肾虚。笔者据此经验，诊治多例有验，把它认为是肾虚牙痛的特异性诊断，故从补肾治。方：

熟地 12g　山茱萸 15g　当归 10g　肉桂 3g　丹皮 12g　怀牛膝 20g　骨碎补 30g　生地 10g　泽泻 8g　龟板 20g　2 剂

5 月 23 日复诊：服上方，效果不显，因思从肾虚治应该不误，上方亦是笔者治疗此类牙痛的效方。2012 年 11 月 5 日，曾治彭某，男，牙痛，自觉齿软松动，一磨牙中见裂缝。方用：熟地 20g、枣皮 20g、肉桂 5g、泽泻 10g、骨碎补 15g、南细辛 3g、当归 15g、丹皮 10g，服之即痛止。所奇者，服 2 剂后，牙中裂缝竟见愈合。此例无效恐是敛降太过，脉沉主里，气血在下，肾精难以上承以养牙髓，是昧于升降不明，故原方减泽泻之下引，去龟板之潜降，加细辛以升腾肾精：

熟地 12g　山茱萸 15g　当归 10g　肉桂 3g　丹皮 12g　怀牛

膝 20g   骨碎补 30g   生地 12g   泽泻 4g   细辛 3g   补骨脂 10g
3 剂

5 月 27 日再诊，言病去八九。原方 2 剂巩固，愈。

案 3   2011 年 9 月 27 日，陆某牙痛案。这是一例很顽固的牙痛引发三叉神经痛，起病大约在 2001 年左右，疼痛剧烈，彻夜不止，严重的时候做过封闭治疗，但不见效，反而出现幻听幻视。记得第一次取效是用牵正散为主方，但因感冒或食鱼腥发物等反复发作，经期加重。10 余年来断续治疗，根据辨证情况，每次治方不同，诊治记录不一一赘述。本次因感冒，吃海鲜复发，牙痛及整个右颊，痛如电击，或形容疼痛如闪电一般闪过，热气上冲，面部时有抽动，口干，尿黄，舌体瘦略红质嫩，脉沉弱。以引火归原法合升散透热法治之：

熟地 15g   生地 20g   枣皮 20g   丹皮 15g   石膏 20g   玄参 20g   蜈蚣 2 条   全蝎 8g   黄柏 6g   黄连 6g   川牛膝 15g   麦冬 20g   天冬 20g   白芷 15g   葛根 30g   升麻 15g   1 剂。

这是治疗该患者的常用方法，但此次疗效不理想，又逢月经来潮，恐阳气浮越，故去升散药。仍以原法引火归原：

熟地 45g   枣皮 45g   白芍 40g   丹皮 15g   石膏 20g   龟板 25g   龙牡各 25g   五味子 12g   泽泻 12g   蜈蚣 2 条   全蝎 8g   黄柏 10g   肉桂 1g   川牛膝 15g   麦冬 30g   天冬 25g   怀牛膝 15g
1 剂

效果仍不明显, 右侧脸颊抽动频繁, 且麻木感甚重, 思之再三, 还是决定合用升散阳明经虚火上浮之郁结:

熟地 40g　生地 15g　枣皮 25g　丹皮 15g　石膏 20g　玄参 25g　蜈蚣 2 条　全蝎 8g　白芷 30g　葛根 60g　磁石 30g　1 剂

服 2 次, 显效, 服完即愈。

体会: 引火归原法用治肾中真火虚浮, 龙雷上越; 火郁发之用治怫热郁结, 一下引收敛, 一升散宣透, 看似相反, 甚至互为禁忌, 但两者合用却是笔者 10 余年来治疗此例患者摸索出来的有效方法之一。以常理度之, 真阳上浮, 法当引火归原, 导龙入海, 如全真一气汤、傅山引火汤、潜阳丹、封髓丹等, 这时候的证候多是上热下寒, 假热真寒, 热是元阳离位, 非阳热炽盛, 脉常见沉弱、细弱, 或洪大中空, 不任重按等, 不可苦寒清泄, 不可辛窜发散。但是在治疗此例过程中, 我发现, 单纯地用引火归原, 纳气归肾, 效果并不如预期。进而从该病的病位看, 其独特之处在于病位局限于面颊, 按脏腑经络看属阳明,《伤寒论》48 条亦云:"设面色缘缘正赤者, 阳气怫郁在表, 当解之, 熏之。"正是独处藏奸。我因此认为, 此为真阳浮越于阳明经, 阳明经经气为之郁结, 火郁发之, 此火虽为虚火, 那么未尝不可两法合用, 只是在分量上要注意拿捏, 潜引而不郁遏经气, 宣透而不升动虚火, 就该病人而言, 屡用有效。

李东垣、黄元御、张锡纯三位医家, 学识渊博, 著述宏富, 种种精妙此处难以尽述。李东垣在继承中创新，以"内伤脾胃主论"，开宗立派，影响深远；黄元御学有根柢，论必溯源，书中尽可领略古典中医的精奥淳厚；而张锡纯则因身处西学东渐的特殊时期，衷中参西是汇通一派的学术主张，不但参照西医，也参考西方科技，故其论述别开生面，但对气机升降出入的重视却是几位医家共同之处，悉心研读必有所获。

天光云影　医门拾零——读书随笔与医事闲话

半亩方塘一鉴开，天光云影共徘徊。

问渠那得清如许？为有源头活水来。

——朱熹《观书有感》

学问弱水三千，取一瓢可慰平生；医门天光云影，拾一片相与赏析。中医学是天人之学，既不枯燥，也不乏味，是想象、逻辑、侠骨、医心的光影交织。章次公先生云：儿女性情，英雄肝胆，神仙手眼，菩萨心肠。心向往之。

一、开卷有益（上）：读闲书

科幻与推理——多维视角及实证精神

2015年10月，我读了一本讲时空维度的物理学科普书籍，遗憾的是竟然把书名忘了。书中假设了一种生活在二维空间的叫"书虫"的生物，二维空间的所有事物都是线与面组成，没有层叠错落的立体结构，没有跌宕起伏的变化，书虫们连高低上下的概念也没有，无法想像三维世界中山川的壮美，飞鸟的灵动，当然也不懂得迷宫的最好出路是向上看。相应地，从更高维度回望三维空间，也会觉得索然无趣。科幻小说《三体》描述了一艘飞船进入高维度区域，领略过更广阔深邃的时空，再回到三维世界，就有船员患上幽闭空间恐惧症。视野决定思维，思维决定内容。如果学中医的，看到两片肺叶在那里不知疲倦地一开一合，便傻乎乎地认为那只是一个呼吸器官，看不到肺主一身之气，可以开腠理，散风寒；可以通心气，贯心脉；可以利二便，消水肿；可以宣肺展气化暑湿，可以宣肺布津润秋燥，那就是划地为牢，自我幽闭，自我降维。

中医学是怎样的多维度视角？以肝为例，我们说肝位于腹腔，横膈之下，右胁之内，体阴用阳，主要功能是：藏血和主疏泄，这是肝脏作为一个"点"的生理功能。接着，肝与胆表里络属，在体合筋，其华在爪，开窍于目，在志为怒，在液为泪，这是以肝为原点的线性深入和细化，形成脏、腑、形体、官窍、体液、情志一以贯之的整体系统，直到讨论肝与其他四脏的关系，才是从线铺展到面，这些内容就包括，肝脾、肝肾、肝肺、心肝等关联系统中，脏、腑、形体、官窍、体液、情志等方面在气、血、津、液各层面的相互关系，病理上就有诸如肝木克土的痛泻要方证、逍遥散证，肝火犯肺的咳血汤证，肝胃不和的化肝煎证等。

中医学强调整体观，五脏从线到面的铺开，就是在整体观指导下的具体运用，但是，不论是五行生克制化，还是土枢四象，一气周流，纵然极尽变化，却仍只是在人体范围内，没有厚度的平面铺展，而我们主张的整体观，不仅仅指人体内以五脏为中心的普遍联系，更是把人作为天地自然整体中的一部分，把人以及人体的每个现象纳入天地自然中去看，这就陡然赋予了空间上的高度和时间维度。试看：

《素问·阴阳应象大论》："东方生风，风生木，木生酸，酸生肝，肝生筋，筋生心，肝主目。其在天为玄，在人为道，在地为化。化生五味，道生智，玄生神。神在天为风，在地为木，在体为筋，在脏为肝，在色为苍，在音为角，在声为呼，在变动为握，在窍为目，在味为酸，在志为怒。怒伤肝，悲胜怒，风伤筋，燥胜风，酸伤筋，辛胜酸。"

《素问·六节藏象论》："帝曰：脏象何如？岐伯曰：肝者，罢极之本，魂之居也；其华在爪，其充在筋，以生血气，其味酸，其色苍，此为阳中之少阳，通于春气。"

子午流注口诀曰：肺寅大卯胃辰宫，脾巳心午小未中，申膀酉肾心包戌，亥焦子胆丑肝通。

从天地万物气化感应的整体看，肝只是天地阴阳中的风木气化在人体中的应象，是天地人物的立体结构中的一部分，要认识肝，得把它放在这个立体结构中去，不能割裂开来，不能独列出来。《素问·天元纪大论》："寒暑燥湿风火，天之阴阳也，三阴三阳上奉之；木火土金水，地之阴阳也，生长化收藏下应之……"所以，中医学的藏象，并不只是具体的解剖器官，更多的是指气化感应现象和相应规律，把藏象学讲成脏腑说，格局瞬间变小，差别已不是思维方式，而是看问题的维度，看到的东西自然不同。譬如，只愿意从黄连素来认识黄连，恐怕把指南倒背如流也未必得心应手，那么与之探讨黄连与姜夏辛开苦降，黄连与肉桂交济心肾，黄连与升麻清热散火，完全就是与夏虫语冰。

银河在上，繁星若尘，吾生有涯，流光一瞬，面对浩瀚宇宙，仰望璀璨星空，怎能不心存敬畏？怎能不躬行谦卑？老想征服和超越，其犹井蛙、夏虫乎？

与科幻的天马行空相比，严谨的推理则是另一种震撼。笔者推崇以埃勒里·奎因为代表的古典本格推理，喜欢逻辑演绎造就意料之外情理之中的别样惊艳。凶手布局，侦探破局，从已知到未知，从表象到真相，推理环环相扣，步步紧逼，终于水落石出。然而，在品味逻辑之美的同时，不能忽略的一个重要事实是，推理只能锁定凶手，却不能绳之以法，定罪需要证据，实实在在的物证、人证，哪怕是一滩水迹、一块泥土都可以，但必须是拿得出手的实物。就好比从辨证论治到遣方用药，只是在理论上分析推演还不够，还得在看得见、摸得着、说得出的舌、脉、症、征上找到实在依据才行。

汤本求真的《皇汉医学》译本封面印有胡希恕先生的一段话："所阅之书既多，则反滋困惑而茫然不解。后得《皇汉医学》，对汤本求真氏之论则大相赞赏而有相见恨晚之情，于是朝夕研读，竟豁然开悟，而临床疗效从此则大为提高。"

这段话值得仔细琢磨，言词中，胡老对《皇汉医学》是相当推许的，但在其他资料中，笔者也看到不同解读。实际上，胡老先辨六经再辨方证的学术主张，与日本古方派医家汤本求真是不同的，与古方派的宗师巨擘吉益东洞更迥然有别。诚然，胡老精于方证，但方证只是胡老"辨证论治的尖端"，但却是吉益东洞的全部，这些原则上的根本差异，于各自著述中略作对比，便不难发现。那么问题就来了，《皇汉医学》的什么特质使胡老"豁然开悟"，而之前又是怎样的理论让胡老"所阅既多，却反滋困惑"？这是笔者一直在思考的事。

虽然胡老在本质上与《皇汉医学》所代表的古方派不同，但正如他自己所说的那样，受其影响之处也是比较明显的。例如：

《皇汉医学》："表里之表者，指皮肤而言，病毒集中于此部，所发之病证即称表证……里者，指消化管言（包括食道、胃、小肠、大肠等），病毒积集于此部而呈现实证，则用泻下药以驱逐病毒……半表半里者，指胸腹二腔间……"

　　胡希恕："表是人体一个部位，就是体表这个表，就是人这个躯壳……病邪反映到这个部位，就叫作表证……这个里指的胃肠这个消化道……病邪反映到胃肠里面的这种症候，那就叫作里证……半表半里就是表之内，里之外，那么现在就是说胸腹腔间了……"

　　两者对太阳病提纲的解读如下：

　　《皇汉医学》："脉浮者，为血液充盈于浅在动脉之候；头项强痛者，头部、项部比于其他体部血液充盈之度强，而为凝滞之所致；恶寒者，将欲发热而不能发热之征也。是以太阳病者，为病中于上半身之体表……"

　　胡希恕："脉浮啊，就是我们身上外面这些浅在的动脉有高度充血，脉才出来了，尤其头项这个部位充血得更厉害，所以在上边特别疼……由于充血是上半身厉害，越往上越厉害……"

　　不必再引，已经可以看出，《皇汉医学》对胡老的启示在于日本汉医学者的实证精神。何谓实证？譬如对表里的认识，胡老及日本古方派医家是落在人体固定部位上，胡老强调："这个病位啊，它是固定的。"而我们传统的"表里"定义是什么呢？"表里是一个相对概念。如躯壳和脏腑相对言，躯壳为表，脏腑为里；脏与腑相对而言，腑属表，脏属里。"这种哲学意义上的相对论，变来变去，怎能不让人"反滋困惑，茫然不解"？笔者在本书反复强调，中医学的基本概念，除了哲学意义外，要更注重医学上的意义，也许中医学的文字表述看似艰涩，但只要能落在实处，就能真正成为临证指针。有学者就对"辨证论治"的"证"理解为"证据"，不论是否原意，这种实证求真的精神值得提倡。临证时，每做出一个判断，每下一味药，除了理论推敲，还要有实证，要在舌、脉、症、征上找到实实在在的证据。譬如，要下太阳伤寒的诊断，伤风触寒的病史只是线索，体质禀赋的强弱只是条件，时令变化、地域特点只是诱因，以上都不能称作证据，仅供参考之用，要确诊只能依据"脉浮，头项强痛而恶寒"的具体证候，要想用麻黄汤，还得脉浮紧才行。没有证据，只有推理，不能指证罪犯；只有理论分析，不落在实处印证，也不能精确用药。

　　然而，我们要看到，证据必须是实物，哪怕是一滩水迹，一块泥土，而具体实物却只有在特定条件下才能成为相应案件的证据。譬如浮脉，在太阳病提纲中主表，浮紧指向麻黄汤证，浮缓指向桂枝汤证，而阳明病中亦有脉浮紧，却不主表："阳明病，脉浮而紧者，必潮热发作有时。"胡老及汤本氏认为太阳病提纲的脉浮是"血液充盈于浅在动脉"，但没有进一步阐明"血液充盈于浅在动脉"的原因和机理，在虚证中是否仍然如此？其实，浮脉在实证容易理解，在虚证中就没那么直白了，脉为什么浮，而不是沉弱？两者有什么区别？在段治钧先生总结胡老脉学经验《胡希恕讲仲景脉学》一书中，胡老讲浮脉主虚有两条，一是《伤寒论》29条，二是《金匮要略·血痹虚劳病脉证并治》："男子面色薄者，主渴及亡血，卒喘悸，脉浮者，里虚也。"[1]但都没有深入分析浮脉的原理，只

---

[1]段治钧.胡希恕讲仲景脉学.北京：中国中医药出版社，2011.

用"脉浮无根，知为里虚"一语带过，正如《伤寒论》少阴篇315条"服汤，脉暴出者死"，胡老对"脉暴出"的解释也很模糊。笔者思考其中原因时注意到，胡老和汤本氏对脉象的认识是立足于具象的实体的血液，没有提到，或者是刻意避开了，相对难以把握，但中医学传统理论却更为看重的"气"，这是否导致了他们无法圆满地解释虚证中的浮脉？有日本古方派岱宗之称的吉益东洞则全面否定脉诊，更重视触手可及的腹诊，这是实证精神的特质。但是，看得见摸得着的，未必就是事物的全部，更未必是事件的真相。科学研究，宇宙中的可见物质，也就是我们所有能观测到的物质，只占整个宇宙总质量的5%，暗物质占27%，另外68%是暗能量，后两者都观测不到，是通过计算星系质量与引力，以及宇宙加速膨胀的现象推断出来的，不可视触，却绝非虚无。临床实践中，现代理化手段查无异常，患者却痛苦不堪，或者检查结果与病证表现并不对等，这样的情况并不少见。

笔者以为，实证精神之所以可贵，是因为它把形而上的理论落在实处，使医者脱离空谈，言之有据，不知胡老是否从此"豁然开悟"，反正笔者因此受益良多。而实证之所以重要，却是因为它与理法不可分割，相互印证，有是证用是方，既有对应规律之可循，则有是证可无是理乎？把方证对应推向极致，割裂、否定、抛弃其理论内核，最后恐怕只有退回到经验医学中去。

另外，我们需要了解的是——这只是笔者个人臆测：胡希恕先生汲取的是实证精神，与那种抄捷径，直接吸收方证对应的医家不同，他是在博览群书，也就是曾让他"反滋困惑，茫然不解"的理论著作后，一朝开悟，要注意的是，从困惑不解到豁然而通，本来就是学习知识的必经过程，"反滋困惑，茫然不解"绝不代表以前的理论著作本身有问题，《皇汉医学》可能只是恰好在条件成熟时出现，从而产生一点就通的错觉，好比填饱肚子，产生饱足感的最后一口饭，但这是从量变到质变，博采众长、持之以恒的必然结果，书山有路，有技巧可讲，而无捷径可寻，从没有泛读一两本使用手册或指南一类的快餐书就可以顿悟成佛。

二、开卷有益（下）：读医书

1. 不可失之以偏

中医缺少标准化，这一直是不少人诟病的，我个人却认为，这没什么不好，除了相对难以掌握外，就好比买衣服，均码适合大多数人，却必然不如量身定做的好，但是这就很容易会导致另一种情况出现，这种情况实际上也见于现代医学中。学习使用同一套教材，同一本指南，由于学者的个体差异，会构建出具有个人特色的学术体系，临床中则表现为迥然不同的用药风格，在中医学，这种现象更突出，个人的学养、性格、成长环境、学习经历、生活阅历等都会对学术思想造成重大影响，以致各医家之间，见解不同，乃至相反。从正面看，形成多姿多彩的各家学说，百家争鸣，学术因此繁荣；从负面看，为了彰扬自己观点，而贬斥其他学说的大有人在，措辞激烈超过学术争鸣本身，包括张景岳、徐灵胎这样的大家也在所难免，作为初学者，若胸无定见，则难免迷失其中，无所适从。

有句话叫无偏不成家，笔者的理解是，这个"偏"当以医家之专擅看待，也就是该医家在某一方面，某一领域，体会最真，感触最深，从而形成鲜明的学术特点，是其学术精华，但需注意的是，这并不是全貌，更不是临证实践的全程记实，学者可以作为研究重点，却不可因此一叶障目。譬如清代名医黄元御，以土枢四象立论，论病常从阳衰土湿，水寒木郁，立法崇阳抑阴，虽理所当然，亦与其误于庸医、伤于寒凉的个人经历有关，因此对这一病理现象有深入研究。然而，学术著作是为了突出某方面的的专长，在临证实践中，真正的医家是不会固执己见，以偏概全的。譬如温病学家王孟英，医案中有不少使用姜、桂、附救逆，叶天士则更是伤寒大家，可见，强分派别原是人为，管中窥豹乃是自误，我辈后学切忌失之以偏。

笔者体会，对于中医各家学说，我们或许会比较容易接受某一学派的观点，但不表示就必须得反对相反的观点，反而要尽量去理解它们、汇通它们、融合它们。传统文化讲求和而不同，和实生物，是在相摩相荡中成长、成熟、圆融，不是在反对、排斥、打压中分胜负，如果于对方立场、语境、前提一概视而不见，只顾自说自话，除了兜售自己的主张，未必能达到推动整体学术进步的目的。

2. 不可尽信书

孟子云："尽信书，则不如无书。"这里的"书"特指《尚书》，后来引申为：读书不可死于句下，要独立思考，要有自己的见解，不可人云亦云。

记得收到研究生录取通知书后，第一次拜访导师，我带去了两篇自认尚可的文章请导师指教，导师审阅后，第一句话就是："你的文章引用别人观点太多，看不到自己的思想。"那个时候尚未有意识，也没学力构建个人的学术体系，形成自己的看法，正处于广泛阅读各家著作的时候，以为多多益善，于是在文章中就体现出引用多、己见少，导师一针见血地指出这点，对我触动很大。然而，对这句开门见山的棒喝，真正有深切体会，却是在毕业后的临证实践中，边学、边用、边想，体会就越来越深。学中医，固然要尽可能地吸收他人经验，但是最重要的却是吸收后消化，变成自己的东西。

正如前面说到的，中医学相对来说，缺少标准化，也缺少规范性——我个人仍认为这没什么不好，个体特征明显，医家的每个观点，都是在特定环境和前提下才成立，如果不了解这个语境，断章取义，要么无所适从，迷茫之后放弃；要么就坚信不疑，却死于句下，总之都不能变成自己的东西。

譬如朱丹溪说："阳常有余，阴常不足。"这是在时医误用《局方》，温补泛滥，导致阴虚火旺、真阴灼伤的医学背景下提出来的，目的在补偏救弊，具有特定的范围和条件，并非放之四海皆准，若过度执迷清热养阴，恐造成阳气损伤，然后就有张景岳出来矫正："阳非有余，阴常不足。"乃至温阳之法大行其道，则又未必景岳所望，其实丹溪、景岳所论无差，只是学者先失之以偏，再死于句下。

再如温病学家吴鞠通，这是一位颇受争议的医家，他的很多见解，遭到不少医家质疑，比如湿温三禁，以及白虎汤四禁："脉浮弦而细者，不可与也；脉沉者，不可与也；不渴者，不可与也；汗不出者，不可与也。"笔者以为，这是吴氏审慎地从反面完善了相关治法方药的运用规范，他所谓的"禁"旨在提醒医者临证时多长心眼，思虑周全，把它理解成绝对禁忌，乃是死于句下而不自知。

虽说"尽信书，则不如无书"，然而，书是没有问题的，有问题的是读书的人。本书虽提出一些与中医教材不同的看法，那也只是笔者个人体会，未必正确。平心而论，各版中医教材持论公允，条理清晰，内容丰富，层次分明，是入门进阶的不二之选。读书所见所得，取决于读者的态度，如果以临证实用为目的，那么看到的无处不是宝，目之所及，无不可为我所用；如果用于争鸣，恐怕看到的大都是刺，医圣仲景也有商榷之必要。

3. 不可不信书

"不可尽信书"是说读书时要养成独立思考的习惯，不只是作为读者被动接收，而要主动参与进去，与作者讨论、对话，这样才能不死于句下。然而，要做到"不可尽信书"，就要先做到"不可不信书"，只有在读透原文后，才能理解字句后的精神内涵，才有与作者对话的基础，这两句话看似相反却并不矛盾。

面对复杂多变的疾病，医书只能示以规矩，所以，我们都知道读医书要懂知常达变，举一反三。病人不会照书生病，医者不可照书治病，但是果真如此吗？在临证一段时间后，笔者却体会到，我们——指笔者自己，认为不会照书生病，只是因为：①自己不会读书，没有读透字句，领会言外之意，没有发现很多医书文字其实都是临证诊疗的真实写照，而它们都被浮光掠影地略过，没作深入思考；②自己不会识病，没有练就火眼金睛，没有发现病证真的就是按照书上所写得来的，只是自己没有辨识出来。当然，这个书不是指随便哪一本，而是指紧扣临证实践的各种经典著作，譬如《伤寒论》，反复研读、反复验证后就会发现，很多病证就和书中描述一模一样，只是我们要学会分辨，一是要排除细枝末节的干扰；二是要注意患者口语与书面用语的区别。

2014 年 6 月 6 日，治笔者母亲，突发眩晕呕吐，不敢睁眼起床，稍起身则晕吐，口干，但不想喝水，勉强喝水便即刻吐出，心下难受。舌苔薄腻微黄，质略红，脉沉。方用五苓散合小半夏汤：

桂枝 10g，白术 15g，茯苓 15g，猪苓 15g，泽泻 25g，半夏 15g，生姜 5 片，1 剂。

服药 2 次即愈大半。

2008 年 11 月 17 日治龙某，女，25 岁。盗汗月余，每晚 12 点左右，发热出汗，淋漓如洗，汗出身冷，以背心为甚，伴轻微咳喘。追忆 1 个月前，感冒治未彻底，遂患此证，屡进滋阴泻火剂如清骨散，以及益气收涩药如玉屏风散、牡蛎散等，其症如故。舌淡红薄瘦，少苔，略干；脉沉弱。

桂枝 12g，白芍 12g，大枣 10g，炙甘草 10g，生姜 3 片，厚朴 12g，杏仁 12g，黄芪 20g，小麦 12g。1 剂。

患者于下午 5 点来诊，嘱其频服多饮，睡前尽剂。

11 月 18 日复诊，述当晚服药后，微有热汗出，发热及盗汗减轻过半。续进 1 剂，诸症愈。

这几个病例的诊治过程中，笔者没做过多病机分析，基本上患者说完症状，脑海里就跳出相应的治方，然而患者在叙症时，不会说"起则头眩""水入即吐""自汗恶风"，但是把口语转化成书面用语来做医案记录就会发现，那真是不折不扣的照书得病。前一病案的对应条文是，《金匮要略》："呕吐，心下痞，膈间有水，眩悸者，小半夏加茯苓汤主之。"《伤寒论》第 67 条："伤寒，若吐，若下后，心下逆满，气上冲胸，起则头眩，脉沉紧，发汗则动经，身为振振摇者，茯苓桂枝白术甘草汤主之。"第 74 条："中风发热，六七日不解而烦，有表里证，渴欲饮水，水入则吐者，名曰水逆，五苓散主之。"后一个案例的对应条文是，《伤寒论》54 条："病人脏无他病，时发热，自汗出而不愈者，此卫气不和也，先其时发汗则愈，宜桂枝汤。"第 19 条："喘家作桂枝汤，加厚朴杏子佳。"

《伤寒论》不愧临证第一书，文字简朴，真实不虚，还原度极高，因此才有"方证对应"这一学术特色，不过多推演病机，但求方与证相对，小心避开机械对应，未尝没有大巧若拙的意味。诚然，方证相对有值得商榷的地方，但不可否认，这是一种在一定程度和范围内行之有效的学习《伤寒》和运用经方的方法，有不少值得深入探索之处，这里暂不讨论，仅从读书的方法而言，它至少让我们看到，在"不可尽信书"外，"不可不信书"是另一种读法，如何照书识病，是另一种眼光；如何照书治病，是另一种的技巧。

三、脏象说象

与中医学其他抽象概念相比，脏腑作为实体器官，看得见，摸得着，让人心里踏实，比较容易理解和接受，因而从临床运用看，使用脏腑辨证者居多，"脏象学"也是中医基础理论的重点内容。

"脏"指藏于体内的内脏，"象"指表现于外的生理功能和病理现象，所谓"脏象"，即藏于体内的内脏所表现于外的生理功能和病理现象。[1]

这样的观点，基本把脏象学等同脏腑功能学，然而，"脏象学"

---

[1] 吴敦序 . 中医基础理论 . 上海：上海科学技术出版社，1996.

与"脏腑学"，一字之差，却旨趣大异，区别便在"象"的理解上，以及由此引出的"脏"与"象"的关系上。

在说"象"之前有一个问题值得先掎一捋，即脏腑、脏象与藏象的关系。这也是一个见仁见智的问题，到底是"脏象"还是"藏象"仍未一统，主要体现在如何看待作为解剖实体的脏腑，与取象比类的结果之间的关系。

鲁明源认为："古代解剖中所观察到的脏腑是藏象理论赖以发生的基石，藏象则是脏腑由解剖实体系统功能演化的结果。"[1] 即是说，脏腑是物质基础，藏象是生理功能，是体和用的关系。

胡剑北则认为，藏象学更能体现生命现象的复杂性，已不是物质与功能的一一对应："脏腑主要从解剖直观中对人体内脏认知与推理，对活体中内脏生命活动的很多现象无法了解，即便有所了解，也是单脏器生命现象的直接反映。然而生命现象常为人体多脏器、多功能的综合反映，有的无法从形态中的直观中探知，何况有的则根本与结构无直接联系。藏象学说采用对活体生命现象的直接观察，和应用阴阳五行学说，在人与自然相应、人是一个有机整体的理论指导下，对观察结果进行研究，可不受人体内在结构的限制，正可与脏腑学说相互补充，相得益彰。"[2] 作者认识到藏象不完全由实体结构衍生，但它仍然是人体脏腑功能，只不过比解剖直

---

[1] 鲁明源.脏腑、藏象和脏器.山东中医药大学学报，2000，24（5）：326-328.

[2] 胡剑北.脏腑与藏象辨析.北京中医药大学学报，1999，22（6）：5-8.

观的内脏更高级："脏腑学说可谓是人体内脏认识的基础，藏象学说在此基础上，可谓是对人体内脏更高层次的认识。"

张效霞等则在详考源流本义的基础上指出："作为人体脏器的名称和中医理论体系的概念术语，无论从其源流、本义，还是内涵和外延等诸多方面，当以'脏腑'二字尤为确当。"[1]

上述观点各不相同，在不同看法之外，比较一致的认识是：

首先，解剖学的实体脏器是物质基础；其次，天人相应的整体观是取象比类的理论基础。

鲁明源指出："中医学的脏腑首先是解剖意义上的脏器，而后才被取象类比为中医学的藏象。"即是说，不论是研究脏象还是脏腑功能，都以解剖实体为物质基础。笔者的看法是，作为唯物论者，坚持物质第一性是毫无疑义的，但是从具体的研究方法和认识过程，乃至临证中的实际运用来看，不论称脏象学也好，脏腑生理功能也罢，是先解剖实体脏器，从实体脏器中发现和总结生理功能，还是先观察现象，取象比类，然后通应到实体上去？这是值得深究的。

张效霞等认为："从藏象与脏腑两个概念的语义比较来看，藏象之含义应属脏之象，即仅限于脏腑所通应的天地四时阴阳五行之象，不可能包含脏器实体之内容；而脏腑则不同，不仅可以从广义方面加以使用，也就是说，不限于五脏六腑，其他脏器亦可包含，

[3] 张效霞，邵书远．脏腑与藏象考辨．山东中医药大学学报，2003，27（1）：13-15.

而且对人体脏器的有关内容，诸如形态、结构、功能、外象、内形等，均无所限。其内涵及外延较藏象要宽泛得多。"张氏认为藏象只是与脏腑相关的"象"，而脏腑则包括了"藏象"和脏腑实体。

很多争鸣，都源于概念的定义不同，导致讨论不在同一前提下进行，于是形成各执一端，谁也不服谁的局面。如果先就把藏象定义为"脏之象"，当然也就推论得出"脏腑"比"藏象"宽泛，但是，这明显有随文衍义之嫌，也有移花接木之巧。藏象固然包含"脏之象"，但仅仅是"脏之象"吗？如果藏象或脏象之"象"不局限于人体脏腑本身，那么"藏象"仍比"脏腑"狭窄吗？把藏象等同为"脏之象"是否坐地自划，自限疆界？

其实在张氏上述文章中也意识到这点："藏象的本义是指脏腑与天地四时阴阳五行相通应的事物和现象，正如《素问·五运行大论》所言'天地阴阳者，不以数推，以象之谓也'。这样的藏象相应，很难说是"藏"支配"象"的关系，而是'人与天地相参'这一贯穿中医理论体系之始终的永恒主题的具体体现。"

笔者则要说，在天地自然万物的宏阔背景下，在"人与天地相参"的整体观下，就真不是"藏"或"脏"在支配"象"，而是脏以合象，脏以应象。所以，讨论的重点其实在如何理解"象"，"象"的范围和格局。

仍然要强调的是唯物论物质第一性，但是认为脏象学必然是以实体器官为物质基础却未必全是，这需要追根溯源从头看起。

有学者对殷墟甲骨文"心"字的写法进行研究后认为，中国古代解剖的起源当追溯到殷商时期，到了中医学经典《黄帝内经》，则记载了更多更准确的解剖学知识。但是，在《内经》之前更远古的年代，在比殷商时期更早的上古，包牺氏之识天下、治天下、王天下，用的却是"仰则观象于天，俯则观法于地"的方法，"近取诸身，远取诸物"，取象比类，然后"通神明之德，类万物之情"，是否可以说，就医学而言，对"象"的体悟和认识远在实体解剖之前？可见，当我们读到《内经》中大量的解剖学内容，以为为物质第一性找到依据，却不再追问最初的结论如何而来，也忽略了《内经》之解剖描述实际上已经发生在观象类比后，不从更早的源头追溯，仅限于《内经》某篇某论，便以为溯及根源，却仍免不了断章取义之失。而更重要的是，《内经》自身关于脏象或脏腑生理病理的描述，也不是得自实体解剖，乃至在临证中运用的相关知识，也不是以脏腑解剖实体为基础。以肝木为例，肝木曲直，主疏泄升发，藏魂，是不可能源于解剖意义上的实体脏腑，更不要说形体官窍、五行制化、四时相应、六气相通等学说。笔者以为，认为脏象学或脏腑学以实体脏器为基础，只是基于我们唯物主义的立场，脏象学的研究对象不只是解剖学器官，更注重脏腑功能，也不只是注重单体脏腑的功能，而是在以人为整体的整体观下，把单个活体脏腑纳入到人的整体中去，然后在天人相应的整体观下，把整个人体放在所处的整个天地中去，在这样的背景下研究，得到的脏象就不仅仅是脏腑的功能，而是以天、地、人整体为内容的"象"的一部分，所谓脏腑功能只是应象而已，且看《内经》的相关论述：

《素问·阴阳应象大论》："东方生风，风生木，木生酸，酸生肝，肝生筋，筋生心，肝主目。其在天为玄，在人为道，在地为化。化生五味，道生智，玄生神。神在天为风，在地为木，在体为筋，在脏为肝，在色为苍，在音为角，在声为呼，在变动为握，在窍为目，在味为酸，在志为怒。怒伤肝，悲胜怒，风伤筋，燥胜风，酸伤筋，辛胜酸。"

《素问·六节藏象论》："帝曰：脏象何如？岐伯曰：心者，生之本，神之变也；其华在面，其充在血脉，为阳中之太阳，通于夏气。肺者，气之本，魄之处也；其华在毛，其充在皮，为阳中之太阴，通于秋气。肾者，主蛰，封藏之本，精之处也；其华在发，其充在骨，为阴中之少阴，通于冬气。肝者，罢极之本，魂之居也；其华在爪，其充在筋，以生血气，其味酸，其色苍，此为阳中之少阳，通于春气。脾、胃、大肠、小肠、三焦、膀胱者，仓廪之本，营之居也，名曰器，能化糟粕，转味而入出者也；其华在唇四白，其充在肌，其味甘，其色黄，此至阴之类，通于土气。"

这是中医脏象学的理论渊源，不难看出，对脏象的认识，从来都是在天、地、人的整体中，先说"天"怎样变化，"地"怎样呼应，再说到人和物如何顺应。所以，脏象学之"象"不只是脏腑功能的外在表现，"脏象学"不是以"脏"统"象"，核心词是"象"，这个"象"显然不是狭义的脏之象，而是天、地、人、物的整体的宏观的"象"，它当然包括脏象，但其范围远在人体的"脏"或者"藏"之外，须在天、地、人、物整体的"象"中认识"脏"。所以，解读"象"才是认识"脏"的关键，而不是反过来，否则《素问·五脏生成》所言："五脏之象，可以类推。"所凭者何？所类者何？

何为象？

学者周裕锴指出"象"的六种含义：①现象或物象；②象征；③征象或迹象；④形象或意象；⑤模仿或效法；⑥模范或理式。[1]

仍以肝木为例，古人不是从解剖中认识肝脏生理功能，甚至也不是直接从人体中总结出肝脏的各种功能，如主升发疏泄、藏血藏魂等，而是通过观察现象或物象，看到天地间存在一种表示万物升发的"象"同时也存在于人体，与之相应和的主事脏器名曰"肝"。"象"还有"象征""征象""迹象""形象""意象"等义，明乎此理，则"诸风掉眩"未必"尽属于肝"，太阳病有中风，阳明病也有中风，皆与肝无关，但却具有"风"之象，如："太阳病，发热，汗出，恶风，脉缓，名中风。""阳明病，若能食，为中风。"再如杂病中的风泄，《杂病源流犀烛·泄泻源流》："风泄，恶风自汗，或带清血，由春伤风，夏感湿，故其泻暴。"不论汗出、能食，还是泻暴，共同点是风性主动而疏泄之意，治从"风象"，而不从肝脏。

立象是抽取事物共性，并选取具体的现象和物象表达出来，所谓"托象以明义"。

---

[1] 周裕锴．中国古代阐释学研究．上海：上海人民出版社，2003.

《易传·系辞上》云："圣人有以见天下之赜，而拟诸其形容，象其物宜，是故谓之象。"又说："子曰：'书不尽言，言不尽意。'然则圣人之意，其不可见乎？子曰：'圣人立象以尽意。'"赜，深奥微妙。即是说，文字不能完全反映语言，语言不能完全表达意思，于是，圣人用立象的方法来阐说天下精奥的道理。

观象的目的则是挖掘"象"所要传达的"意"。

《周易略例·明象》云："象生于意，故可寻象以观意。"更进一步指出得意而忘象的境界："夫象者，出意者也；言者，明象者也。尽意莫若象，尽象莫若言。言生于象，故可以寻言以观象；象生于意，故可以寻象以观意。意以象尽，象以言著……忘象者，乃得意者也；忘言者，乃得象者也。得意在忘象，得象在忘言。故立象以尽意，而象可忘也。"

然而，"得象"已经太难，更何况"忘象"！老子说："大象无形。"越宏大宽泛的"象"越不容易描述，越不容易把握。我们或曾嘲笑过盲人摸象，但是面对气象万千、恢宏无俦的天地自然，谁敢说已窥全豹，洞若观火？无非各执己见，自以为是而已。

当肝作为一个具象实体，特别是一个精确的解剖脏器，看得见，摸得着，是很容易接受的。我们可以研究肝的气血阴阳，研究它主疏泄升发的生理功能，这是以肝本身为研究主体的视角，但是把它还原到天地自然中，融入天地自然的四时五行中去，就不容易把握了。然而，就中医学来说，回归"象"中，恐怕才真正谈得上认识脏。

四、观其脉证

"观其脉证，知犯何逆，随证治之"出自《伤寒论》第16条：
"太阳病三日，已发汗，若吐，若下，若温针，仍不解者，此为坏
病，桂枝不中与之也。观其脉证，知犯何逆，随证治之。"从条文
看，本意是用于指导救误，医者须全面诊察病人的临床表现，分析
引起变证的原因和机理，然后按证立法辨治。笔者的理解是，当
汗、吐、下、温针后，病仍不解，紧接"观其脉证"一语，仔细体
会，可以从正反两方面解读，会有不同结果。从正面看，由于汗、
吐、下、温针误治在先，进行辨证论治时，要结合误治，从脉证表
现分析是哪一种原因导致变证，有助确立治法方药；从反面看，即
使有汗、吐、下、温针的误治，但不要囿于此，要不带任何先入为
主的成见，客观分析脉证，也就是撇开其他因素，突出"脉证"的
决定性和唯一性。两种读法都强调了"观其脉证"的重要性，然
而，后一种却可以使这句话不再只是用于救误，而具有更广泛的指
导意义。

1. 观其脉证

思考"观其脉证"四字，时常让我想起《心经》第一句话：
"观自在菩萨。"不论是鸠摩罗什的旧译"观世音"，还是玄奘新译
"观自在"，都是起首一个"观"字。"观"有察看、观察之意，但

"观"不只是"看"，不限于"看"，得"看"出一些名堂出来，但也不是直接进行理性分析，第一步是先客观地察看，这要求摒弃主观成见及其他干扰障碍，不加妄执，不昧因果，所以才会和后面的"照见五蕴皆空"的"照"字相应，观照出自在真性，像镜子一样真实不虚，纤毫毕现。"观其脉证"则说的是以客观实在为唯一观察对象，症状、舌脉及其他体征，"观"的方式不只是看，它包括望、闻、问、切在内的所有途径，尽可能全面，但最基本的要求是客观真实。既然是立足客观脉证，那么这里就会引出另一个话题。

《中医基础理论》认为："证是疾病发展过程中，某阶段的病理概括。"并以此区别具有特定病因、发病形式、病机、发展规律、转归完整过程的"病"，以及作为具体临床表现的"症"，因此辨证论治是中医学的特色之一。但是仲景此处的"证"显然说的是与"脉"并列的客观表现，而不是指病理病机。公认《伤寒论》确立了辨证论治规范，但"观其脉证"之"证"与后世倡导的辨证论治之"证"并不等同——岂止不等同，具象的客观实在的脉证与抽象的形而上的机理分析，虽然后者以前者为基础，但两者说的都不是一回事，就《伤寒论》的辨治方法而言，它是旗帜鲜明地先辨六经病，辨证以辨病——通过脉证先确定六经；然后辨病以辨证——在六经病的前提下再认识证候。六经各篇第一条都是以"之为病"起句的六经病提纲，一是教人如何从脉证识病，二是表明本篇讨论的范围，题曰"辨某某病脉证并治"值得反复玩味。譬如患者以自汗为主诉来诊，要通过舌脉及其他兼证辨病，因为六经病皆可致自汗，所以必须通过脉证先确定六经病，在这前提下，再来认识具体的证候，如太阳病自汗用桂枝汤，阳明用白虎汤、白虎人参汤，少阳用小柴胡汤、柴胡桂枝汤等。

　　笔者认为，强调辨证论治的同时，不能忽略中医的辨病论治——中医范畴的病，温病学之卫气营血、三焦等也都是以病为纲，而不是证或症。进一步看，辨证论治只是一种认识病证的方法，谁都可以用，不论中医还是西医，都是通过临床表现找出发病机理，确定治疗方案，核心区别在于各自的哲学基础和理论体系不同，而不是辨病还是辨证的异同，"病""症""证"背后的理论属性才是中医学特色和精髓所在，是中医学区别于其他医学的本质。

2. 知犯何逆

　　"观其脉证"之后，"知犯何逆"才是说到分析病机。也就是说"观其脉证"尚不足以指导方药，须分析背后的机理，知犯何逆。可见，那种跳过原理，只讲证候与方药相对应的方法，不是仲景提倡的，方药与证候对应是理法调度的结果。

　　要知道何为逆，就得先知道何为顺，借用王孟英的话："苟无其顺，何以为逆。"孟英之顺逆指温病传变，此处的顺逆指生理病理，值得注意的是，仲景此处用的是"顺"和"逆"来表述常态和病态很有意思。顺有顺利、顺畅之意，即人体生理功能顺利发挥是为常，气化运转无碍是为顺，反之为病理，不顺为逆；顺亦有顺从、顺应之意，即是人体应与天地自然规律顺应一致，违此亦为逆。在中医学理论体系中，要阐释顺逆的机理，就必然要用到阴阳、五行、气化运动等古方派所反对的理论，这就与日本古方派的主张大异。日本古方派医家从后藤艮山、香川修庵，到吉益东洞，学术上独尊《伤寒论》，否定中医理论，其中包括《内经》《难经》的中医理论，以及明清时代已系统化的中医辨证论治的理论体系，吉益东洞则几乎排斥中医学的所有基本理论，包括《伤寒论》本身的理论框架，他说："医之学也，方焉耳。"《伤寒论》唯方与证耳。"但实际上，揣度仲景原意，从"观其脉证"到"随证治之"，中间还有"知犯何逆"的理论分析，并没有对证候到治方做机械对应和简单归类。

3. 随证治之

这句话可琢磨之处颇多。通过观其脉证，分析出病机，但最后还得落实到客观脉证上，就是说分析出机理，只能表示知道病证的原理，要精准用药，还得把机理带回到客观脉证，才能选用对应治方。要注意的是，"随证治之"的"证"已经不是"观其脉证"的"证"，而是带有病机病理的"证"，是客观实在与理法内核的高度统一。可见，方证对应只是理法方药辨证论治的最终结果和实施方式，我们表面所看到的方证对应规律，只是其然而不是其所以然，好比浮在水面的冰山一角，水下面的，看不见的部分才是主体。胡老说方证是辨证论治的尖端，尖端不是全部，只是其中一部分，尖端旨在强调其精准性，然而尖端指向何处，却是以理法为基石和导向，反对空谈不是剥离理论，而是落实理论。

作为一种思维方式和用方模式，方证相对也并不是《伤寒论》独有的特色，但《伤寒论》无疑是做得最好的，就体现在病理病机与证候表现的高度结合，并一以贯之到方药中去，所以我们看到的情况就是，仲景不做过多理论分析，直接给出了最终结果：有是证用是方。然而，这个证必然是理法与证候的统一体。

笔者在前面相关篇章说到，方证对应是在一定程度和范围行之有效的读《伤寒》和用经方的方法，但绝不是脱离理论的、简单的、机械的对应，它有不少值得深入探索的地方，其中之一就是，病理病机与证候表现的契合度多高才能达到有是证用是方，令理法、证候、方药浑然一体。

有趣的是，《伤寒论》267 条："若已吐、下、发汗、温针，谵语，柴胡汤证罢，此为坏病，知犯何逆，以法治之。"同样也是救误，在知犯何逆后，除随证治之外，还可以以法治之，这表明了：①方证对应不是《伤寒论》之唯一法门；②方证对应并非百发百中，总有对应不上之时，这时候就当求之于法，没有对证之方，但有对证之法；③治法与治方本是一体。尽管有"执一法不如守一方"之说，笔者认为，这不表示守方比守法更重要，从"执法"到"守方"是理法方药辨证论治的进一步深入、细化、具象化，"法"是"方"的原则和规范，"方"是"法"的落实和实施，两者根本就是一体，不存在孰轻孰重。要知道，所谓守方，也必然是守有法之方，不是随意组方，也不是机械对应，经方也必然体现了一定的法度，仲景略于说理，不表示没有理论，《伤寒论》历千年而不衰，通用于内外各科，即使从方证对应的角度看，经得起重复的规律后面也不可能没有理论支撑，本身就说明它不可能仅仅只是一部验方汇集，只是仲景总结得实在太精辟，以致后世可以直接坐享其成，拿来就用，省略了中间的探索与推导。然而，成方有限，岂能对应所有病证？所以就算仲景，也有"以法治之"的时候。我们在条文中也看到，有些方用"主之"表示方证相应度高，有些方用"与""宜"，表示一种对治法的倾向，事实上，也只有在谨守法度的前提下，才能真正达到"一人一方"。

在临证实践和学习过程中，笔者对"观其脉证"一语的体会逐日加深，踌躇难决时，会反复咀嚼它获得提示，在本书写作过程中，有几次引用了这句话，也是自然而然地涌现出来。也许从正面无论怎样强调"观其脉证"的重要性，印象都未必很深，而从临证实例反面体会，可能更清晰。

临证中，笔者遇到很多例如下情况，病程漫长，但患者所表现出来的证候却是表证，这个时候，就要排除病程的干扰，"观其脉证，随证治之"。其中1例，患病20余年，反复头项、肩背强痛，肌肉酸痛，胸胁胀，口苦，偶尔轻微恶寒，不明显，舌正，脉紧，重按有力。当然，太阳表证不完全等同于感冒，但为了让她听明白，我用比较通俗的话告诉她："你这是感冒。"患者一脸不信，因为这20余年中，没有任何人，包括多位中医医生告诉她是感冒，医患双方都认为感冒7天一疗程，怎会有20年之久的感冒？在这种认识下，也从没按感冒（表证）治。我告诉她，不论患病多久，脉证所见是感冒（表证），我就按感冒（表证）治。并不是所有感冒7天后都会不药而愈，类似病例不只一个。我让她回忆如何起病，她告诉我20多年前的冬天，曾在某天早晨受寒，便反复出现上述症状。我用葛根汤合小柴胡汤加威灵仙、姜黄，服后明显缓解。减轻之后，患者就没再坚持治疗。

第2例，某年6月，治一38岁产妇，发热，恶寒尤甚，身着羽绒服，盖厚被，特别怕风，门窗紧闭，不敢留一丝缝隙漏风进来，大汗淋漓，乏力疲软，卧床不起，从手机传来的照片看，面白无华，眼眶黧黑，结合高龄且早产的病史，第一印象是虚证。我让她再照一张舌头的相片，见舌边略红而暗，有红点，舌苔满布无遗，苔腻、略黄、极厚、略干。一看舌苔，便知并非想象中的虚证，这就必须切脉才行，脉象所见会让治法完全不同。下班后我来到患者家里，望诊如照片所示，面白如纸，望之极度虚弱，但脉弦洪紧滑，极有力。处方：

香薷10g，扁豆15g，厚朴12g，藿香15g，杏仁15g，白蔻12g，苡仁30g，滑石20g，竹茹10g，丝瓜络10g，青蒿15g，荷叶10g，黄芩6g，通草10g，1剂。嘱忌滋补厚腻。

第2天，自述已愈大半，昨晚已不发冷，汗出大减，精神振作，微信看舌苔，已退大半，舌苔明显变薄，舌边及中前部已露出舌面。原方再进，接下来数诊均按此法，渐愈。

　　此例若是囿于产后宜温、宜补之说，而不遵从客观脉证，则恐犯虚虚实实之戒。

　　朱丹溪云："产后当大补气血，即有杂病，从末治之；一切病多是血虚，皆不可发表。"是指产后常例，从病史的角度提示医者应当注意的地方，具有积极意义，学者宜活看，不可死于句下。张景岳曰："产后既有表邪，不得不解；既有火邪，不得不清；既有内伤停滞，不得不开通消导不可偏执。"观其脉证，知犯何逆，随证治之。

五、姑妄言之——圆运动左升右降的思考及疑惑

　　本篇讨论的主题至今仍未有定论，只是记录笔者思考过程，其中有不少纯属没有依据的臆说，喃喃呓语，姑妄言之，姑妄听之。

1. 临床所见

　　曾几何时，圆运动成了中医学的显学，主论者言必分两路，左升右降，笔者通过各种交流平台就左升右降的问题请教过不少精于此道的同行，但结果并不满意。虽均能在理论上圆通，从"天道左旋，地道右旋"到 DNA 双螺旋结构，但临床实际指导意义并不像表面看起来那样炫目。作为临床医生，首先关注的是在临床上如何

用得上，而根据笔者的体会，在不少情况下，左右有气血之分，但无升降之别。从脉象看，左右脉各有升降，右寸弱常用补中益气汤取效，则右路未尝不升；左寸滑数多见痰火扰心，心火失降，于失眠、心悸而见此脉者多用黄连温胆汤加龙骨、牡蛎，则左路失于清降者并不少见。肢体麻木偏枯者，笔者经验是，右脉弱多重用黄芪，左脉弱多重用当归，也是从左右气血论，而非左右升降论。正如《医家秘奥》云："凡脉左手血中之气，右手气中之血。"而病左右升降者，譬如肝升于左，但临床所见，肝失疏泄之胁痛，常为两侧同时胀痛，若以单侧论，却以右胁多见，单病左胁胀痛者相对最少。笔者赞同周学海的主张："升降之道路，只当分表里，而无分于左右也……左有左之升降，右有右之升降；上有上之升降，下有下之升降，上下左右，又合为一大升降者也。"进一步言，任意一部位均有升降出入，又何尝凿分左右。

以上只是笔者个人的临床体会，未必作准。左升右降的理论由来已久，可直追包牺氏"仰则观象于天，俯则观法于地"的远古时代，直到清代黄元御的《四圣心源》和近代彭子益的《圆运动的古中医学》提倡发扬，乃至名家推动，不可不深究。

2. 气化与解剖

在进行讨论之前，首先要说明的是，升降出入均言中医气化，而不是解剖实体，譬如肝升肺降，就曾因气化路线与实体位置不同而成论争话题，很多医家都就此提出过见解，如清代著名医家张聿青，先驳王清任《医林改错》以实体解剖纠错之谬，然后指出："夫日起于东，而光照于西；日沉于西，而光返于东。光者，日之用也。于以知肝不必不在右，而其用终在左；肺不必不在左，而其用终在右……曰肝右而生升之用在左，肺左而藏气之用在右，譬诸日之体在东，而日之用转在西也。"中医学重气化，西学则基于实体解剖，故张氏所论可以算是传统中医的共识。

本文完全是在中医理论体系内探讨左右升降的问题，西学观点不在讨论之列。

正如上述张聿青的观点，论气化左升右降者，必将把人体放在天地自然的整体中考察，《临证指南医案》就说："人身气机，合乎天地自然。肺气从右而降，肝气由左而升。"远古时代，包牺氏"仰则观象于天，俯则观法于地"，他能观察到的最大天体就是日、月、地球，最容易体察到的现象很可能就是《周易·系辞》中说的："日往则月来，月往则日来，日月相推而明生焉；寒往则暑来，暑往则寒来，寒暑相推而岁成焉。"所谓"天道左旋，地道右旋"，本质无非是日月地相对运转的现象和规律，表现为昼夜消长，四季交替，节气转换，以及因此衍生出"生长化收藏"的万物荣衰，"生长壮老已"的生命历程。"近取诸身，远取诸物，于是始作八卦，以通神明之德，以类万物之情"，包牺氏就是创作先天八卦的人类先祖伏羲，而八卦投射在平面上就是一个圆。无论从时间上的循环往复无端，空间上的天体运动轨迹，还是物象上的生灭周而复始，"圆"模式很好地表达了这些特质，《吕氏春秋·圆道》曰：

"日夜一周，圆道也……精行四时，一上一下，各与遇，圆道也；物动则萌，萌而生，生而长，长而大，大而成，成乃衰，衰乃杀，杀乃藏，圆道也……"植根于传统文化的中医学借助圆运动说明人体生理病理是很自然的事，左升右降似乎也因此显得合情合理。

《素问·阴阳离合论》云："圣人南面而立，前曰广明，后曰太冲，太冲之地，名曰少阴。"古人认为，面南而立为正、为顺，在此定位下，人体之左为东，右则为西，地球自西向东自转，太阳周日视运动，自东方升起，由西方落下，此即"左升右降"的由来。《素问·阴阳应象大论》谓："左右者，阴阳之道路也"。《素问·五运行大论》曰："上者右行，下者左行。"应象于脏腑，则如张志聪《素问集注》云："圣人南面而立，前曰广明，后曰太冲，左东而右西，是以肝左而肺右也，曰生曰藏者，谓脏体藏于内，脏气之从左右而出于外也。"王冰："肝象木，主于春，春阳发生，故生于左也；肺象金，主于秋，秋阴收杀，故藏于右也。"马莳："肺象金，金主西方，故肺藏于右，虽其形为五脏之华盖而其用则在于右也。"上述认识与"中气"理论结合后，在《四圣心源》和《圆运动的古中医学》中，就完美地构建成土枢四象的圆运动模式。《四圣心源》："中者，土也。土分戊己，中气左旋，则为己土；中气右转，则为戊土。戊土为胃，己土为脾。己土上行，阴升而化阳；阳升于左，则为肝，升于上，则为心。戊土下行，阳降而化阴；阴降于右，则为肺，降于下，则为肾。"《圆运动的古中医学》："中气为轴，四维为轮。""中气左旋则木火左升，中气右转则金水右降，转者由上而下，旋者由下而上。"

这些理论中，有两点非常重要：时相和方位。

3. 左升右降的时相性

从一日之期看，子半以后，太阳从左边上升；午半以后，太阳从右边下降。《四圣心源》："午半阴生，阴生则降，三阴右降，则为肺金……子半阳生，阳生则升，三阳左升，则为肝木。"从一年之期看，《圆运动的古中医学》云："一年的大气，春升，夏浮，秋降，冬沉。故春气属木，夏气属火，秋气属金，冬气属水。"《素问·六节藏象论》曰："肺者……阳中之太阴，通于秋气……肝者……阳中之少阳，通于春气……"《素问·水热穴论》说："春者木始治，肝气始生……夏者火始治，心气始长……秋者金始治，肺将收杀……冬者水始治，肾方闭。"

不难看出，肝木春升，肺金秋降，乃至水升火降，必得天时之助，才能启动运行，包括四季主令和昼夜主时，若无主时之气，五行则无升降之能事。恽铁樵在《群经见智录》中就把这一点说得非常明白："五行为四时之代名词……其源本于天之四时。"笔者在《脏象说象》一文中也说到，脏象学的核心是天地自然之"象"，而人体脏腑以应之。左升右降，实际上融时相和方位为一体，指气机在一年中春令主气和一日中子半之际，从左开始升发，在一年中秋令主气和一日中午半之时，从右开始敛降，注意关键词是"开始"。升发始于左，但左未必始终皆升；敛降始于右，而右未必始终皆降，所以，当病证有明显的左右之分时，不能简单地套用左升右降，还应结合时相分析。周学海所论颇精："经必以左右分阴阳者，日月升于东，降于西，人为日月所照，气亦随之而转旋。表之升也，动于左而右随之；里之降也，动于右而左随之。左则表升之力强，右则里降之力强耳！"太阳始升于东，此时四方皆升，太阳始降时，四方皆降。升始于左，右随左升，但升中有降，譬如病在春日，右不随左升，可病诸气膹郁——"诸气膹郁皆属于肺"，肺气化在右；若但升无降，则恐木叩金鸣。同理，降始于右，左随右降，必降中有升，右降寓敛藏之意，左升寓生升之势，当右降主时，左侧当降不降，必伐天和，但降不升，则有害生机。

4. 南面而立与左升右降

上面初步探讨了肝木、肺金在各自主时和不在主时的时相变化，虽然用了"左"和"右"来表述，更多却是用来指代肝木、肺金，仍没直接论及方位上的左与右。根据上述认识，左升右降源于天体相对运动，地球自西向东自转，太阳东升西落，然后"圣人南面而立"，于是得出左升右降的结论，其中的关键环节在"圣人南面而立"，如果圣人不南面而立，就不能得出左升右降的结论。那么圣人为何要南面而立？王冰注曰："广，大也。南方丙丁，火位主之，阳气盛明，故曰大明也。向明治物，故圣人南面而立。"方位上南尊北卑，《礼记·郊特牲》说："君之南乡（向），答阳之义也；臣之北面，答君也。"董仲舒《春秋繁露·天辨在人》说："当阳者，君父是也。故人主南面，以阳为位也。"从圣人的角度推论左升右降，明显带有伦理纲常的政治色彩，而不是从医学角度得出的结论，是否适合除圣人以外的所有人？

笔者认为，圣人之所以要南面而立，从先天八卦看，南方乾位，纯阳之所；后天八卦中，南方离位，阳热最盛，所谓圣人"向明治物"，是对圣人明君治理天下的比喻，披着浓厚的政治色彩，而光与热是孕育万物的首要条件，是生养成长的必备环境，这才是圣人"南面而立"的原因——又岂止圣人，任何人都有趋向光与热的本能，都有面向"广明"的特性，所以，从生物本能的角度看，万物都有南面的倾向。《易·说卦传》云："离也者，明也，万物皆相见，南方之卦也。圣人南面而听天下，向明而治，盖取诸此也……离为火，为日。"《易·离》说："《象》曰：离，丽也。日月丽乎天，百谷草木丽乎土。重明以丽乎正，乃化成天下……《象》曰：明两作离，大人以继明照于四方。"可见，古人是认识到阳热生气的重要性，只不过伦理准则反而把生物特性的真实本义掩盖了。所以，这个因果关系应该倒过来看，不是圣人南面而立才有左升右降，而是因太阳左升右降，受热能生气的影响和生物向阳的本能驱使，才南面而立，即使是圣人，可以整饬人伦，号令天下，但也得遵从生物特性和天地自然规律，正如笔者在《脏象说象》一文中所说，是人体的脏腑应合天地自然规律，而表现出与之相应的"象"，标本因果不可颠倒。与之相似的，还有一个很有意思的现象，我们说左升右降，肝木左升，肺金右降，肝在右而升在左，这个问题前面已经讨论过, 但却很少讨论肺分两叶, 为什么会右降? 我前面说是用左右指代肝肺, 实际上是反之, 是人体的肝与肺呼应天地的左升与右降。肺为华盖, 在升已而降的最高位, 天地气化降在右, 肺升已而降, 故气化始于右位西方, 也是从脏以应象看, 不是从实体解剖看。

既然生物都有南面朝阳的本能, 那么, 受太阳东升西降的气化影响, 人体本能中也应隐藏了左升右降的特性, 所以, 通常情况下, 人体就可能出现如下的隐性特质:

《素问·阴阳应象大论》:"岐伯曰: 天不足西北, 故西北方阴也, 而人右耳目不如左明也; 地不满东南, 故东南方阳也, 而人左手足不如右强也。帝曰: 何以然? 岐伯曰: 东方阳也, 阳者其精并于上, 并于上, 则上明而下虚, 故使耳目聪明, 而手足不便也; 西方阴也, 阴者其精并于下, 并于下, 则下盛而上虚, 故其耳目不聪明, 而手足便也。故俱感于邪, 其在上则右甚, 在下则左甚, 此天地阴阳所不能全也, 故邪居之。"

这一段看似玄乎, 仔细思考, 却未尝没有道理。

在《阴阳不二》一篇中, 笔者认为, 一元气是具有热能的生生之气, 是太阳和地球共同作用的结果, 在一元生气的运动过程中, 热能在量的多少上有变化, 分布流转也以升降出入为基本形式, 因而有阴阳之分, 阴阳有升降变化, 所谓"天不足"与"地不满"。笔者认为, 这是从天与地的方位, 对比一元生气的分布情况, 探讨这种分布状态对人体的影响。

天不足西北，西北方，右也，阴也，太阳始降之处，阳热始减，耳目开窍于上，故右耳目不如左明。地不满东南，太阳始升于东方而盛于南方，气化主升，热能由弱到强，在东南方，天地方位相比较，热能分布趋聚于上，地面相对较弱，耳目在上，天气所主，手足在下，地气所主，东南左也，故左侧手足不如右强。

元气的分布流转是不均衡的，热能有多少，气化有强弱，唯其如此，才有阴阳升降之变，也因此有病邪侵扰，故曰："此天地阴阳所不能全也，故邪居之。"而感邪在方位上也因而具有一定之规律："其在上则右甚，在下则左甚。"《素问·五运行大论》也说道："上者右行，下者左行，左右周天，余而覆会也……随气所在，期于左右……从其气则和，违其气则病……"

《阴阳离合论》根据"圣人南面而立"分左右，《阴阳应象大论》则从此论证手足、耳目的左右强弱，本质上都是天地元气流转规律，而人体受其影响。天人相应的理念提供了一种可以参考的思维方式和理论模型，但却不能机械死套，临床实践所见也证明了左升右降不是一成不变，其中一个重要原因就是，把二维平面上的方位对应到三维立体的人体上，值得商榷。

5. 圆运动的维度

在借用圆运动来说明阴阳五行升降出入的图形中，无不把升发标示在左侧，肃降标示在右侧，包括本书草拟的"气化升降出入图"也是这样。"圆"确实是二维平面中既便于绘制，又最能充分体现气化渐进性、连续性、整体性的图形。但是应该看到，圆运动体现的气化，大到天地，小到人体，本质和源头是天体运动，特别是太阳和地球的相对运动，譬如先天八卦，就是伏羲仰观天、俯察地的结果，而天体运动至少是在三维空间，圆运动气化，在时间上有四季、二十四节气、年月时日，空间上有表里内外、六合八荒，在二维平面上就难以体现出来。所以，应该立体地、动态地看待元气的升降出入，我们看到的平面图示不妨看作三维立体在二维平面的投影，而在运用时则需要空间想象。

本文多次引用"圣人南面而立"之说，它是确立左升右降的关键环节，就笔者所见，对"南面而立"均阐释为"面南而立"——包括《内经》本身也是这样，所以，才会有《阴阳应象大论》关于左右耳目、手足强弱之论。由于"面南而立"是圣人行为，因此逐渐演化成面南背北、坐北朝南等规范、习俗，渗透进文化政治乃至寻常生活，如住宅的朝向，但仔细想，如果我们从三维立体的球体看，"南面而立"和"面南而立"还是一样吗？退一步说，"南面"就等同"面南"，那么三维空间中，"南"在何处？

古代对方位的确立和表述并不统一，有阴阳、五行、五色、四季、八卦、干支、星宿等方式，笔者认为，其本质和根源都在古代天文学。但与现代地理学以固定的赤道划分南北半球不同，根据《易经》的说法："离卦为火，为日，南方之卦。"八卦方位在平面图的表达中，上南下北，而这个"上"应理解为在三维空间中的高度，也就是说，在我国所处的北半球中，太阳高度最大的正南方，是一天之中阳气最隆时，这时太阳照射所及的地面为南面，如此，南方才不负离火卦之实，"圣人南面而立"，方能得阳气温养助力最强，所以，"南面"不但指方位，也指时相，恐怕不是简单的面向南方。

从"南面而立"到"面南而立"，以至后世的面南背北、坐北朝南，笔者认为，已经从三维立体退化到二维平面，但我们习惯于更容易理解和表述的是后者，然而，这实际上是一种降维处理，简单直接对应，不论在理论上，还是实践中都是说不通的。

如果我们从三维看，又会怎样呢？

六、《笑傲江湖》之"独孤九剑"——辨证论治随想

独孤九剑是一门令人神往的剑法，"破剑式"用以破解天下各门各派的剑法，"破刀式"用以破解单刀、双刀、柳叶刀、鬼头刀、大砍刀、斩马刀，种种刀法，以至"破枪式""破鞭式""破索式""破掌式""破箭式"，破尽天下神兵利器，神乎其技也。

与其他剑法不同，独孤九剑以破解各种兵刃为名，单这名字就令人神往，而这独特的命名方式正是它最大的秘密——主攻兵刃，而不是招式。任何招式都受制于兵刃，兵刃是本，招式是标，万变

不离其宗，主攻兵刃是智慧的选择。不论招式如何变化，兵刃的先天硬件属性决定了运用上的优势和缺陷，无可更改，其招式套路也因此必然在有迹可寻的规律中，破解之法则应运而生。唯其如此，独孤九剑才能破尽天下兵刃，否则天下武功套路何其繁多，变化何其复杂，若非攻其先天固有的弱点，焉能真以一招半式横行天下。

天下病证也何其繁多，变化何其复杂，绝不在武功招式之下，若抓住以人为本，治人以治病，就大有执简驭繁之便，好比独孤九剑不破招式，而破兵刃，它不只是一种剑术，首先是一种眼力和思维方式。

民国医家祝味菊就表达过这样的思想："病原仅为刺激之诱因，病变之顺逆，预后之吉凶，体力实左右之，此病原繁多，本体唯一之义也。"中医治疗的原理和优势在于："病原之发现，随时代而变迁，人体之自然疗能，历万古而不易。"具体做法则曰："邪正相搏，吾人审察其进退消长之趋势，而予匡扶之道，此协助自然之疗法也。"祝氏"本体疗法"并非偏废病因学说，旨在强调以人为本的医学理念，人，才是辨证论治的着眼点和下手处。

以人为本，首先就要识人。《灵枢》"通天篇"和"阴阳二十五人篇"以五行的特性为依据，以人体的肤色、形体、行为举止、性格表现等生理和心理特征及与环境气候的适应性等，将体质划分为木形、火形、土形、金形、水形五种类型；《景岳全书》则出现有体质一词，直至清朝时期，体质说就更为确立。横向看，体质学在日本汉方医家手中得到更多重视和进一步的发展，如森道伯创立的一贯堂医学，非常重视体质与疾病的关系，并对体质进行分型论证，研究各种体质的发病规律，具有重要的临床价值。在我国，近现代某些学派则把辨体质提到一个前所未有的高度，如此种种都是对中医学"治人以治病"理论的发挥。笔者认为，病是人的病，病证的出现无不一以体质为背景，体质在一定程度上决定病证的发生、发展、从化方向，但体质毕竟是静态的，隐性的，相对稳定的，患者来诊，更多是为了解决当前难以承受的病痛，它与病证之间还存在如何界定，是标本因果的关系还是现象与本质的关系等问题，尚待进一步明确。引入体质一说后，是简化了辨治，还是使其变得更复杂，治法又当如何取舍？可见，体质固然极其重要，但绝非辨证论治全部。所以，笔者比较服膺经方大师胡希恕先生对辨证论治的阐释。

世人皆知胡先生是方证论大师，诚非虚言，但笔者认为胡先生的学术精华却是在对辨证论治的阐述中。方证不是胡先生首创，亦非独得之秘，但他对辨证论治的阐释却发前人之未发，让人醍醐灌顶，其方证思想也根于此。

胡希恕认为：辨证论治的主要精神是，于患病人体一般的规律反应的基础上，讲求疾病的通治方法。

这是一句高度凝练的概括，内涵极其丰富。

"反应"二字，就包括了禀赋体质、感邪性质、正邪相争、标本缓急、治法先后等诸多发病因素、治疗原则在内。我们分析病证可以从多个角度入手，可以追问病史，可以分析体质，可以结合生活习惯，可以因人、因时、因地三因制宜，这些合力的结果最终表现为机体的"反应"，这才是遣方用药的主要依据，不是病邪性质、不是体质强弱，而是机体的"反应"，只有依据机体"反应"，才知道所欲所恶，才知道因势利导，所以才叫有是证用是方。而"规律"二字则表明，这个"反应"不是随机的，而是有律可依，胡老所说的规律是从八纲辨证的角度看，譬如他认为：疾病万千，反映到人体上，病位不出表、里、半表半里这三个部位，病性反应不外亢进和抑制。当然，规律是多元化的，八纲、六经、脏腑经络、三焦、卫气营血等辨证法，本质都是对机体规律反应的总结和运用。

这句话中，还有两个很重要的字：一般。首先，要知道前面的"一般"和后面的"通治"相呼应，没有"一般"就没有"通治"。"一般"是指普遍存在的共性，机体的"一般的规律反应"就是指机体普遍存在的共性反应，只有掌握了共性，才有可能"通治"，这是中医异病同治的原理，是中医大杀四方的独孤九剑。譬如流感、肺炎、麻疹、肾炎、慢阻肺、肺心病等，只要机体出现脉浮、头项强痛而恶寒的反应，那就可以按表证治。之所以会表现出普遍存在的共性反应，有两个基础：

一是机体自我修复向愈的本能欲望，这是颠扑不破、古今不变、中西通用的真理，中医学表述为正气抗邪，西医学或称为免疫应答。

　　另一点是机体固有的硬件属性使然。譬如胡老认为：表是指人体的躯壳，是人体最外层，病邪反映到这个部位就叫表证。气血聚于表，则脉浮，表气闭郁则恶寒。《皇汉医学》说："表里之表，指皮肤而言，病毒集中于此部，所发之病证即称表证，用发汗解热药，以病毒自汗腺排除为原则。"不论何病，机体反应在表就是表证，表证需解表，这就是机体与生俱来的硬件属性。

　　闲聊几句，有人诟病中医学 2000 年来，原地踏步，不思发展，不求更新，我的看法却是，因为从一开始就是正确的，所以才千年不变，恐怕还会不变千年。现代科技的突飞猛进极大地扩展了我们的视野，提供了多元的研究视角，让我们发现更多的病原体，看到更微观的病理变化，但是，1800 年前的太阳病表现为"脉浮，头项强痛而恶寒"，现在仍然如此，用麻黄汤仍然有效。生物进化以百万年、千万年为时间单位，相比之下，区区 2000 年何其短暂，生物——特别是人这种复杂又精密的高级货，还不可能进化至脱离 2000 年前的规律反应。因此，以《内经》《伤寒论》为代表的典籍，总结归纳的辨治法则，如今仍能有效地指导临床诊疗。正如祝味菊所说："病原繁多，本体惟一。"

　　在共性基础上进一步辨个性，就落实到方证上了。胡老说："方证是辨证论治的尖端。"越是个性化，表现就越具体，越细节，指向性就越明确，当辨证精细到直接指向方和药，就是方证、药证，也许这就是"尖端"的含义。辨共性与辨个性结合，兼顾理、法、方、药的原则性和复杂性。所以，独孤九剑只有三九，对共性的概括不可谓不简要，但单第一招就有三百六十种变化，则又精细到毫巅。

在胡老的阐述上，我们还可进一步思考，既然提到"一般"的规律反应，那么有无"特殊"的规律反应？既然说到规律反应，就是成系统的、连续稳定的、相对完整的表现，这个"特殊"就不是指上面说的共性基础上的个性体现，而是指具有独特的本质规范性，以区别其他，同时具有相对完整的过程。刚才说过，"一般"与"通治"呼应，若是"特殊规律反应"就当与"特效治疗"对接。古今医家总结过不少针对特殊病原或特殊病理施用的特效方药，但毕竟限于时代，认识有限，成为不了中医学的主体，但其价值也不可忽视。所以，辨证论治是中医的特色和优势，但不是唯一方法，中医学之博大，在于对不同学术主张的真诚容纳。岳美中先生就倡导辨证论治与专方专药相结合，他认为："专方专药的好处是：一、收效快；二、药味少，价廉；三、一般用法都比较简便。即具有效、廉、便的优点，有很高的价值。"[1]譬如治疗肿瘤等疾病，辨证论治当与特效方药同时并举。如何借助科学技术进行医学探索，现代医学在这方面树立了典范，并取得有目共睹的成果，值得中医学学习和借鉴。

---

[1] 陈可冀.岳美中医学文集.北京：中国中医药出版社，2000.

七、《笑傲江湖》之"各招浑成"——也谈方剂的整体性

各招浑成能产生怎样的神奇变化？

凭原来的剑术，令狐冲勉强可挡田伯光五招快刀，后来杂凑石壁上各派绝招，加上阴谋诡计，拳打脚踢，死皮赖脸，也挡不住三十刀。而这四个字就像魔法，一经领悟，现学现用，转眼就可以对拆百余招。剑术的精进，源于剑道上的开悟，仿佛拨云见天，带来的突破立竿见影，前后判若两人。

要注意的是，整个过程中令狐冲并没有学习新的功夫，使用的还是原来的剑招、旧有的套路，风清扬要令狐冲做的只是把三十式零散的剑招串成一气呵成的整体。

风清扬语重心长地说："招数虽妙，一招招地分开来使，终究能给旁人破了……"

令狐冲心领神会道："要是各招浑成，敌人便无法可破。"

亚里士多德的声音穿越时空，在海那边低语："整体大于局部之和。"

于是，变化产生了，一门独立的学问——方剂学，诞生了！

剂，古作齐，指调剂。《汉书·艺文志》："调百药齐，和之所宜。"既以调齐百药，那就不是乌合之众，而是大于局部之和的浑然一体。

以桂枝汤为例，把五味药分开来单个研究，不论怎样引申、叠加、发挥，也不会得出"外证得之解肌和营卫，内证得之化气调阴阳"的功效，这是桂、芍、枣、草、姜"各招浑成"的结果。《伤寒论》百十味常用药，就是百十式剑招，经方就是"各招浑成"的典范。桂枝汤之所以称为"天下第一方"，不在于用药如何冷僻，相反，药味极其平常；也不是炮制如何新奇，而在于各药之间浑然一体的妙义，结构严谨，配伍精奥，变换一味，增损毫厘，便旨趣大异，却别有洞天，从而演化出蔚为壮观的桂枝汤类方，是为"群方之冠"。

邓中甲教授讲补中益气汤时也说到，20世纪70年代曾做过实验，对类似于人体脏器下陷的模型，把升麻、柴胡和人参、黄芪、白术、甘草，分作两组，同时和整方——补中益气汤进行研究比较，结果是：人参、黄芪、白术这一组有升举作用，但仅维持4～6个小时，时间短，力量小，而单用升麻和柴胡两味药，则没有升举作用，但把两组药合起来成为完整的补中益气汤后，升举作用就比较明显，时间也长，报道观察，它可以连续二三天作用还在。

所以，笔者愚见，要让方剂学不变成中药学的机械重复，要让临证处方不沦为药味的简单拼凑，重点应该放在研究药物间怎样"浑成"。

首先，熟练掌握单味药物的性味功效是最起码的要求，也是最不需要强调和赘述的部分，就好比"各招浑成"，必须得先把每招每式的要领掌握好才行。

其次，要熟悉前人总结的用药心法和组方规律，譬如药物配伍中有"相须""相使"的用法，就是利用药与药之间的相互作用。杏仁和枳壳均可理气止咳，在某些时候，两药同用优于单独使用，其机理却不是简单地增强理气降肺的力度，否则完全可以加重单味药的剂量，而不必配伍他药。枳壳可以通降大肠，而肺与大肠相表里，腑气通，脏气降，这种用法，与加大剂量增效的方法完全不同。

方剂是具备有序性、规律性、整体性的系统，各要素之间必须形成有机联系，这个联系不是机械的线性累加，而是一种非线性的相互作用，因此，它所构建的新生系统，不是量的堆砌，而是质的飞跃，演化出的全新功能是线性叠加难以计算的。

譬如方剂学中，君、臣、佐、使的组方模式，按一定的规则整合，各司其职，最后合而为一，呈现出来的是方剂的整体效应，有点类似太极拳中的整劲，是身体各部分节节贯通，协调一致，完整一气，然后发出的整体劲力，若不能融通贯穿，就没有整劲。如小柴胡汤功能转动枢机，是方剂作为一个有机整体的综合效应，而把各个药味的药效线性相加是得不到这种效应的。相应地，相同的药在不同的方剂中，按君臣佐使的法则，安放的位置不同，赋予的职能不同，所起的作用也不同，麻黄汤中的麻黄与阳和汤中的麻黄，小柴胡汤中的柴胡和补中益气汤中的柴胡，对比便知。这充分说明了，规律才是组方的依据及彰显方义的灵魂。当然，这个规律和法则有很多，君臣佐使只是其中之一，它提供了一个组药成方、"各招浑成"的范本，却不可死搬硬套，临证中，也不可能每方必具君、臣、佐、使，必分君、臣、佐、使。

实际上，君臣佐使的组方模式，假借君、臣、佐、使的职能特性，作为各单元分工合作的准则无可厚非，但以君、臣、佐、使喻之，无形中就有了主次轻重之分，表面看，方剂因此而具备了层次感和条理性，但人伦常识的惯性很容易让学者产生这样的误识，一方之中，药物竟有地位高低的区分，意识中有区分，对待上就难以一视同仁，整体性因而受影响。笔者以为，一张按法整合、浑然一体的方，不应该有主次轻重之分，尽管有分量上的差别，但地位和作用是没差别的，少了哪一味都不成。就好比象棋对战中，每个棋子都参与布局，真正的杀着往往并不是离将帅最近或者直接面对将帅的那步棋。相应地，要解救危局，也得眼观六路才行，譬如围魏救赵。

蒲辅周老先生曾说："用药要丝丝入扣，不多一味无谓的药，不少一味对证的药。"这才是一个真正的整体，在这种标准下，谁主谁次？比如十枣汤，峻下逐水的显然不是10枚大枣，但是大枣的重要性不亚于芫花、大戟、甘遂，否则正气一伤，过犹不及。再如傅青主完带汤，重用白术、山药各一两，芥穗、柴胡仅五六分，看似可有可无，但不用就少了点睛之笔，龙困浅滩，全方失之呆纯，是否还有功效便成疑问；若用重了，升散药带动补益药，很可能就成补气解表的格局，处方的整体性就偏离傅氏"大补脾胃之气，稍佐以舒肝之品，使风木不闭塞于地中，则地气自升腾于天上，脾气健而湿气消，自无白带之患矣"的要义。所以，假如非把柴胡、芥穗看作"使药"，那么这个"使药"的重要性不在"君药"之下。

此外，用法上、剂型上还要有所讲究，先煎、后下，气味取舍，均是影响方剂整体性的重要因素。比如附子泻心汤，笔者常叹服其妙想天开。

《伤寒论》155条："心下痞，而复恶寒汗出者，附子泻心汤主之。"这一条不好解，明如一柯韵伯也似乎一头雾水："心下痞者，当有大便硬，心烦不得眠句，故用此汤。夫心下痞而恶寒者，表未解也，当先解表，宜桂枝加附子，而反用大黄，谬矣。既加附子，复用芩连，抑又何也？若汗出是胃实，则不当用附子；若汗出为亡阳，又焉可用芩连乎？"但如果注意到方后的煎煮法，上述疑窦就可能迎刃而解。李培生教授疏正："此是热结于中而心下痞，阳衰于下而不固护于外，复有恶寒汗出之证。此恶寒汗出而不与头痛发热伴见，自不属表证未解。若心下痞而恶寒，属表未解，仲景自有先解表后攻痞（参164条）的治法，亦不宜用桂枝加附子汤矣。由于胃有结热，故用三黄渍汁，以清泄痞热于上；附子别煮取汁，以温补真阳于下。上下分治，寒温并投，而各臻其效，此制方之妙者也。柯氏疑此方为谬，殊属非是。"这段辩驳有理有据，特别指出了解读该方的关键在煎煮法上。苦寒三黄渍汁，取其气，药力趋上，舍其味，故不伤阳；附子性温，别煮取汁，是取其辛温厚味，更妙在不同煎，却合服，既避免气化不同的两组药在煎煮过程中相互影响而掣肘制约，同时又能做到各司其职，各至其位。因此，此方用于阳虚热痞，常表述为上热下寒。但笔者以为，附子气味雄厚，通行十二经，未曾只安于下，所以，此方除用于上热下寒，也可用于久寒暂热，比如阳虚体质，突病热痞，或者整体阳虚，局部邪热，别煮和渍汁的煎煮法，不但针对病位的上下，也针对病位的深浅、病情的久暂。

运用不同煎煮法及剂型，引导药力的趋避及起效的迟速，为后世所激赏、借鉴、发挥，类似的天才手段，还见于《洄溪医案》。徐灵胎治上实下虚的痰喘，用清肺化痰饮，送服人参小块，二剂而愈。岁余复发，病家依照前方，却将人参入方同煎，致喘逆愈甚，徐氏仍以参作块服之，亦二剂而愈。徐氏解释道："盖下虚固当补，但痰火在上，补必增盛，惟作块则参性未发，而清肺之药已得力，迨过腹中，而人参性始发，病自获痊，此等法古人亦有用者。"王孟英按语中指出："至参不入煎，欲其下达，与丸药喻化，欲其上恋，皆有妙义，用药者勿以一煎方为了事也。"

方剂的整体性根于药味之间的有机联系，在中医学里，研究药与药之间的相互作用及关系，乃至组药成方的规律及法则，自始至终都不能脱离人体。不以人体生理病理为基础和依据，而在人体之外单独研究方药，简直不知所谓，这在中医学里是难以想象的。事实上，从方义解析到药性功效，说的虽是方与药，实质上针对的是人，是基于人体生理病理的对应描述，譬如药有四气五味，是因人有寒热虚实，升降出入；方有七方十剂，是因病有轻重缓急，盈虚通滞。所以，我们说方应讲求整体性，药不能简单堆砌，是缘于人体的复杂性和普遍联系的整体观，这是中医学以人为本的思想在方药认识上的体现。

笔者在临证实践中，时常要求病者出示前医所处方药，一是了解治疗经过，二是学习他人经验。实际上，病证一直在变化，脱离具体证候，单独审视彼时处方，并不能客观评价处方优劣，但是看多了，也多少可以看出些名堂。就好比上中学的时候，做试卷中的选择题，有一种技巧是，不看题干，先看选项，分析各选项之间的关系，也很能看出一些问题，比如两个自相矛盾，或相互否定的选项，正确答案往往在其中。所以，单看处方，日久也会有一些体会。一张好的处方，应干干净净，药味分量恰到好处，这样的处方会让人觉得有一股气韵流动，浑然圆润，增一味便碍手碍脚，减一味则怅然若失。

八、《笑傲江湖》之"剑宗气宗"——中医学 "道""技"浅识

君子剑岳不群说："功夫要点是在一个'气'字，气功一成，不论使拳脚也好，动刀剑也好，便都无往而不利……以气为体，以剑为用；气是主，剑为从；气是纲，剑是目。练气倘若不成，剑术

再强，总归无用。"作为气宗掌门，当然要灭别人威风，长自家志气，只不过，他对宗派道统执念太重，成见太深，认识未必便臻上乘。气宗心法在练气，认为是武学上"道"的修练，因而可以执简御繁，十八般兵器不在话下。剑宗的重点在剑术技巧，研究剑招破解，是对"技"的发挥。然而，有术无道，是气宗对剑宗的误解。剑宗由技入道者，如风清扬，就教过令狐冲以指作剑，至于独孤九剑的创始人，到了后期根本都不用剑，不滞于物，不羁于形。实际上，气宗对"气"的认识，也未必完全等同武学上的"道"，但它对其他形式工具的驾驭和统摄，与"道"类似，故借喻"道""技"之识。

排除主观偏见，岳掌门在上面这段话中提到修习武学的两种不同理念和途径是客观存在的，并普遍存在于各个领域，包括中国文化背景下的传统书画、文学、农技、武术以及医学等。学者王前在《"道""技"之间——中国文化背景的技术哲学》中说："'道'是中国文化背景的技术哲学的思想根基，'道'与'技'的关系是中国文化背景的技术哲学的主线。"[1]

"道"作为中国哲学中一个内涵极其丰富的基本范畴，很难直接从正面定义，我们对"道"的理解往往是从侧面烘托、反衬、借寓，正如王前所说："对"道"的解读是没有定论的，尤其是在独立研究这个形而上的概念，但如果把它与具象的"技"或"术"做

---

[1] 王前."道""技"之间：中国文化背景的技术哲学.北京：人民出版社，2009.

对比，就能看出"道"指对事物自然本性的真实描述，是对事物发生发展变化的原理的阐述，是对事物落实的最优途径和方法。"各种具体的途径或方法则称为"技"或"术"，《说文》："術，邑中道也。""技，巧也。"

中医学的"道"是天地自然背景下，人体生、长、壮、老、已的原理，中医学理论就是对这个原理不同侧面、不同程度的阐述，阴阳五行、脏象经络、八纲六经、三焦卫气营血等；中医学的任务是在理解这个原理的基础上，紧扣生生之道，各种具体技术便是落实"道"的途径、方法、手段，如针刺、温灸、推拿、汤方等。《汉书·艺文志》云："方技者，皆生生之具。"方技有四，与医学密切相关的是医经和经方。

"医经者，原人血脉、经落、骨髓、阴阳、表里，以起百病之本、死生之分，而用度箴石汤火所施，调百药齐和之所宜。至齐之得，犹慈石取铁，以物相使。拙者失理，以瘉为剧，以生为死。"

"经方者，本草石之寒温，量疾病之浅深，假药味之滋，因气感之宜，辨五苦六辛，致水火之齐，以通闭解结，反之于平。及失其宜者，以热益热，以寒增寒，精气内伤，不见于外，是所独失也。"

不难看出，医经强调以医理统领治法，治法之下，有针石、汤药等具体措施。经方重点在说明本草的用法，要注意的是，在前一篇《各招浑成》一文曾述及，方药讲的虽是方义和药理，但针对的都是人体，其寒热虚实、四气五味、升降出入，方药机体决无二致，且必相投合，若非"原人血脉、经落、骨髓、阴阳、表里"，何以"量疾病之浅深，假药味之滋，因气感之宜，辨五苦六辛，致水火之齐，以通闭解结，反之于平"？可见，医经和经方说的是一回事，侧重点不同而已。《说文》："经，织也。"《说文解字注》："织之纵线谓之经，必先有经而后有纬，是故三纲五常六艺谓之天地之常经。"又，经者，常也。刘勰《文心雕龙》："三极彝训，其书言经。经也者，恒久之至道。"三极，天、地、人；彝训，尊长对后辈的日常训诫。故知，"经"可引申为恒常须遵之准则、规范、法度，大到天地万物，小至日常行为。医经即习医者须当遵从的医学法轨，经方则是经中方药学，理、法、方、药，"道""技"融通，割裂两者，有道无术，行于空；有术无道，止于术，前者学用脱节，后者则沦为经验医学，理论异化，甚至滑向废医存药的深渊。

（一）道法自然

在探索何为"道"的过程中，《道德经》《南华经》等道家经典给予了很多描述和提示。老子论道，"有物混成"，时间上"先天地生"，表现为"寂兮、寥兮"的状态，运动变化则"周行而不殆"，地位尊崇到"可以为天下母"。庄子论道："有情有信，无为无形；可传而不可受，可得而不可见；自本自根，未有天地，自古以固存。""可以贵，可以贱；可以约，可以散，此吾所以知道之数也。"但这些描述都只是旁推侧引，"道"仍然——或许将一直处于只可意会的阶段，尽管各家力图讲的形象直观，最后还是回到了老子总结的四字之内："道法自然。"

学者康中乾在《庄子"道"的技术性》一文中说到，老子的"道"有四种含义，其中"道"的本体意，即"道法自然"，无为无造，自然而然。[1]风清扬教令狐冲剑法时，用了不少语言描绘那种境界，"各招浑成""一气呵成""顺其自然，行乎其不得不行，止乎其不得不止""行云流水，任意所至"等，都体现了"道性自然"。

除本体意外，"道"还具有生成意，即"天下万物生于有，有生于无""道生一，一生二，二生三，三生万物，万物负阴而抱阳，冲气以为和"。刘小枫在《拯救与逍遥》中说："道不过是万物生长、运行、盛衰的根据，是天、地、人的实在法则，即生生的法则。"[2]作为关乎生死寿夭的中医学，天然与道家思想较为接近，或者在一定程度上根于道家思想，不仅在形而上的理论上相通，在具体实践中，比导引、吐纳、摄养、针灸、汤方等具体操作上也相互借鉴，所以，中医学必然也仰承了"道性自然"的本体意，并贯彻于理、法、方、药各个环节。

在理性的、逻辑的概念思维下，西方的科学研究，包括现代医学，更多地体现主客二元对象化，观察现象、实验室求证、数理逻

[1]康中乾.庄子"道"的技术性.哲学研究，2005（12）：90-94.

[2]刘小枫.拯救与逍遥.上海：上海人民出版社，1988.

辑建模、临床还原，整个过程，研究主体和客体离得远远的，毫不相干。在中国，古人认识天地自然规律，也源于物象观察，但是在观察过程中，观察者融入天地自然的观察对象中，主体和客体合而为一，所得到的是主客浑然一体，天、地、人生生不已的动态整体，所以，中医学必然遵循天人相应的整体观。古人运用的方法是中国传统文化中特有的"观"，如伏羲仰观天、俯察地，如《心经》"观自在菩萨"，又比如《伤寒论》"观其脉证"。"观"至少具有两个特点：一是主客一体的意识形态；二是不带任何主观臆断的真实白描。

　　笔者闲暇时曾自问，古人最初的中药知识从何而来？我们被灌输的观点是，古代劳动人民在生产实践中的智慧结晶。但是，一般性的劳动是不可能完成这项任务的，要知道，在资讯如此发达的今天，医者可以遍阅历代医籍，坐享同行经验，即使如此，一个中医医生终其一生，真正运用自如的处方没几个，堪称得心应手的药也没几味，那么在物资匮乏、信息落后的古代，古人是如何从无到有，认识和总结几千味药物的功能，并沿用至今仍行之有效？古人只告诉了结果，并没有披露研究方法，笔者揣测，古人正是运用了"观"的原则，一是外观，二是内观。外观，观药物形态特点、生长环境、荣枯规律等，这必然结合天地自然的整体特性，而不只是把对象隔离出来单独观察，如泽泻生于水泽而具利水之功，李时珍云："去水曰泻，如泽水之泻也。"这是结合了泽泻的生长环境。当然，要进一步精确认定，更重要的便是直接探索药物对人体的作用机制，这就需要运用内观的方法。"神农尝百草"显然不是品尝味道，而是返观内视药物对人体的影响，这个时候就更是把作为观察客体的药物与作为观察主体的人合而为一，抛却主观臆想，进行客观体悟，得出的结果是药物真实不虚的自然本性，因为是在人体直接参与，乃至主客一体的情况下得出的结论，所以，得出的药效是直接对人而言，没有中间环节的过渡和变形，自然本性不变，中药功效便历千年而如是，麻黄辛温发汗，人参味甘益气，至今用之仍验。

追求"技"之上的"道"，目的在于使人为设定的途径和方法逐步转化为合乎事物自然本性的途径和方法，以至于达到能运用自如、天人合一的程度，因而老子才强调"道法自然"[1]。然而，要割断种种执念，做到主客浑然一体，并不容易。笔者常觉学习中医是一场自我观照，反求诸己的修行。佛说：放下我执，方得自在。自在就是自在真性，也就是放下以自为我中心的种种爱憎、喜怒、贪恐嗔痴的情绪，心无挂碍，灵台澄澈，才能观照出自然本性。《五灯会元》有"见山见水"三重境界之喻，参悟之初，见山是山，见水是水，是主客分离，人在山水外，不关风与月；参悟之中，见山不是山，见水不是水，是主客纠缠，彷徨迷惑，痛苦挣扎，只缘

---

[1] 王前."道""技"之间：中国文化背景的技术哲学.北京：人民出版社，2009.

身在此山中；参悟之后，见山只是山，见水只是水，是主客浑然，人在天地中，天地在心中，花寂自有花发时，花落花开两由之。

听起来好像又比较玄虚，实际上，这种情形普遍存在寻常生活、工作中。临证中，笔者看到很多医者对某药某方深有体会，用之多验，从而情有独钟。这种偏好可以理解为专擅，但若因为偏擅而失去辨证论治、客观判断，便适得其反了，所以有时单凭经验是靠不住的，往往因喜好和习惯而看不到它的自然本性，最后遗憾地沦为滥用。相反，也有因某些缘故刻意回避某方某药者，同样遗憾。这就是纠缠在爱憎喜恶中而不见真如。2006 年的时候，笔者曾服一方，中有附子 10g，自忖辨证无差，或许因附子质量问题，或许因当时忙于其他事情没有久煎，总之，10g 附子就令我产生晕厥，虽然只有短短几秒钟，却扎扎实实地体会了一回什么叫心悸眩晕、口舌发麻、眼冒金星。事后，我就在想，自己是否会因这件事不敢再用附子。其实，这种体验对医者来说影响是比较深远的，我这次的经历算是很轻浅，严重的或会令医者从此战战兢兢，畏手畏脚。如果我从此不敢用再用附子，附子的本性自在，不会有任何改变，我却因不能破除我执，而失去一味治病良药。

（二）道由技显

"道"是"技"的内在意蕴和本质，属于非直观的、难以传达的形而上学范畴；"技"作为"道"的最外在、最具体的体现，是直观的、可感的经验与实践范畴[1]。

"技"是"道"的显性的、具象的体现，也是我们认识"道"的途径之一。在本书《开卷有益》一文中，笔者曾说到，诊治过程中，要在理法上进行病理分析、病机推演，这是必要的，而更重要的是，必须要在症状、体征、舌象、脉象的客观表现上找到实证支撑。"观其脉证，知犯何逆"就是对"道"的认识和把握，"随证治之""以法治之"，就是如何用"道"指导具体的"技"，"如果将道落实到真实世界时，它便是表现在生活上的一种高超技术"。[2]

中医学上，作为直观可感并具操作性的"技"，表现为各种具体诊疗手段和技巧，这是讲求操作方法，而不是理论推演。譬如，脉学之难就难在操作上，如何准确取得脉象，除了坚持练习，也需要一定的技巧，否则心中了了，指下难明，脉理再精，也于事无补。清代医家周学霆脉书《三指禅》，以缓脉为标，相反的脉象两两对待而论，就比单面直论更易掌握，这就是一种学脉、辨脉的实用技巧，所谓"事以相形而易明，理以对勘而互见"，这种技巧还可以运用在其他方面。笔者在《脉学探索》篇也提到过自己的体会，从浮、中、沉看出入，寸、关、尺看升降，分太过、不及，而脉的浮沉之辨，可以在脉力的最强点求。我国近现代亦有不少中医

[1] 邵艳梅.庄子"道""技"合一技术论及现实意义.管子学刊，2014（1）：57-58.

[2] 陈鼓应.庄子浅说.北京：三联书店，1998.

学家本着科学实证主义，总结出方药运用在舌、脉、症、体质等方面的客观依据，丰富和扩展了四诊内容，成为颇为实用的临证技巧，笔者亦从中受益。然而，所谓物极必反，当实证主义走向极端，成为机械对应，便是止于技巧，乃至无视理论渊源，则必然走向废医存药，成为无源之水，无本之木，日本汉方医最终倒向荷兰医便是自然而然的事了。当然，其中有很多非学术原因，包括民族、历史、政治等，也有中医理论自身的不足，但究其根源，日本汉方医的没落，不只是表面上的用力过猛，而是在"道"与"技"的关系上，中日认识不同，说到底，就是文化底蕴的差异。

（三）道技融通

在先秦诸家中，墨家是一个与众不同的学派，始人墨翟是同时代中科学素养最高、科技造诣最深的科学家，《墨经》是先秦百家里最具科学价值的一部著作。李约瑟曾赞叹墨子："墨家的科学水平，超过了整个古希腊！"墨子的贡献涉及数学、几何学、物理学、机械工程学、天文学等，崇尚实践精神和重视科学技术，在价值取向上与传统文化重政治伦理、轻自然科学的主流意识格格不入，但是，若把墨家，特别是墨子，简单视为手工业者，寻常匠人，那绝对是小觑。先秦时期，墨儒并称，同属显学，墨子提出"平等""兼爱""非攻""尚贤"等主张，思想境界非一般可比，具有独创理论见解的墨子逻辑学，可与亚里士多德的逻辑、古印度的因明学相媲美，并列为形式逻辑的世界三大源流。

以"道"为支撑，墨子的"技"便绝不止于技巧，而是"道""技"融通，这是工匠与大师的区别。

《墨子·公输》记载了一次著名的攻防演习，双方分别是墨子和鲁班。尊为匠师之祖的鲁班，器械之学独步天下，曾有"削竹木以为鹊，成而飞之，三日不下"的神作，他为楚国制造攻城器械攻打宋国，墨子闻之便赶来制止。箭在弦上，普通的游说不可能劝动楚王轻易放弃，最后，墨子和鲁班便在器械上一较高下。结果是："公输盘九设攻城之机变，子墨子九距之。公输盘之攻械尽，子墨子之守圉有余。"墨子连续九次挫败鲁班攻势，鲁班器械用尽，而墨子尚有余力，楚王遂打消攻宋的念头。笔者认为，这个故事的重点不是比较墨子和鲁班在机关术上谁最高明，而是在隐喻"道""技"。要注意，墨子最初是用"仁义"来劝说鲁班和楚王，在这一部分，我们可以领略墨子堪比苏秦、张仪的辩才，最重要的是，他的出发点是止杀，奉行的是兼爱，代表的是道义。当然，这个故事也绝不是说"道"就胜于"技"，笔者认为，它喻示"道"与"技"从来就不是毫无关联的。《孙子兵法》云："道为术之灵，术为道之体。"作为古代技术共同体，墨家学派成功地实现了人类社会早期难以具备的两个结合，一是学者与工匠的结合，二是辩术与技术的结合，三是道技合一。[1]正如他们对贤良之士的要求："厚乎德行，辩乎言谈，博乎道术。""道"与"技"的最佳状态是融通，"道"以"技"显，"技"以"道"成。所谓"志于道，据于德，依于仁，游于艺"，"志于道"指立志高远，安身立命，符合天地自然之理；"据于德"：执守某物，为据；得道于心而不失，为德。德有大小之分，大德者，得道之全体。程端蒙《性理字训》说："万善之本，全体具焉，是曰大德。""天地之大德曰生。"故"道"的重要内容是天地万物绵绵不息的生生之德，既是它的本体意，也是它的生成意，所以，它很多时候表现为浓厚的人文关怀。比如墨子的"兼爱非攻"，在医学上，则体现为对生命的理解和尊重，悲天悯人的情怀，药王孙思邈的"大医精诚"训曰："凡大医治病，必当安神定志，无欲无求，先发大慈恻隐之心，誓愿普救含灵之苦。"在这之后，才轮到对"技"的指导，如何把"道"贯彻在"技"之中是道技关系最具现实意义的问题。

王前说："从本体论层面看，"道"是"技"的理想境界；从方法论层面看，"道"对"技"的引导体现为贯彻一系列具有辩证思维特征的准则。"

道技融通能达到怎样的水平？

庖丁为文惠君解牛，手之所触，肩之所倚，足之所履，膝之所

---

[1] 陈万求，邹志勇.论墨家"道技合一"伦理思想.求索，2008（2）：118–120.

踦，砉然向然，奏刀騞然，莫不中音。合于《桑林》之舞，乃中《经首》之会。文惠君曰："嘻，善哉！技盖至此乎？"庖丁释刀对曰："臣之所好者，道也，进乎技矣。"

岳不群人品不怎样，但也有说人话的时候："剑术是外学，气功是内学，须得内外兼修，武功方克得有小成……功夫练到深处，飞花摘叶，俱能伤人。"

什么是"飞花摘叶"的境界？

名医范文甫治不寐，百药无效，以川百合 3g，紫苏 9g，三帖而安。问曰："此不治不寐而见效，出于何本？"范文甫曰："我常种百合花，见其朝开暮合。又种紫苏，见其叶朝仰而暮垂，取其意而用之。"

一花一世界，一叶一菩提，阴阳开合之道便在其中。

所以，尽管令狐冲初习独孤九剑，便能在剑术上睥睨群雄，但遇上任我行、冲虚道长之类的高手，便难以应付，对付东方不败，更是连衣角都碰不到，这个时候，剑术再精，剑法再妙，也不顶用，真正让他踏上武学大师之路，是在研习少林寺正宗内功心法《易筋经》之后。然而，这些都与他的宗派出身无关，由此反过来看剑宗、气宗之分，就知道完全源于人为偏执，见识有限，一部完整的《葵花宝典》，各得其半，持有者又没有融会贯通的本事，便一分为二，各行其偏，在这种格局内，武学修为先天受限，所以剑气二宗都没有出品少林寺方丈那样内外兼修的顶尖高手，而独孤九剑绝非剑宗武学，观其总诀便知：风雷变，山泽变，水火变，乾坤相激，震兑相激，离巽相激。可见，独孤九剑并不是见招拆招，分明是以道驭术，从创始人独孤求败经历的"利剑，软剑、重剑、木剑、无剑"几重境界便知，独孤九剑是道技融通的产物，唯其如此，才能以无厚入有间，恢恢乎其于游刃必有余矣。

九、附记民国中医学家

民国是一段风雨飘摇的时期，政局动荡不安，战事一触即发，西学东渐，反客为主，新旧文化碰撞，传统与革新对峙，很多现象在历史上独一无二，远不止那点风花雪月的事。[1] 以中医为例，民国医家处在这个前所未有的历史时期，除了精研医术以为立足根本，还得在夹缝中、打压中、迷茫中，谋求出路，为救亡图存摇旗呐喊，所以他们不仅是炉火纯青的理论家，疗效卓著的临床家，更是勇于变通的思想家，本身具有深厚的传统文化根基，同时乐于接受、主动学习西方思想，或者融中西于一体，或借西说以证中论。

---

[1] 本篇是 2014 年 4 月，笔者观看了一集名为《民国婚姻往事》的纪录片后，写的一篇随感的附记。这个纪录片讲述的是徐志摩、陆小曼等名流的风流情事。

如祝味菊，学兼中西，其论病因学说，可以看到西学对他的影响，这与他赴日本考察，受西学启发的经历有关，但在最关键的论治上，却不针对病原治疗，而主张本体疗法，重视人体阳气，乃至五段论伤寒，便是衷中参西后的思想结晶，这又与他早年遍览中医典籍、传统藏书有莫大关系。这种综合了中医宏观思辩方法和西医微观实证理论的模式，是民国时期汇通医家的共同特点，它使医者思维异常活跃，理论上及临床上不断推陈出新，异彩纷呈，所谓"发皇古义，融会新知"是也，不少观点至今仍大有启发，论学术，独树一帜；论盛况，蔚然成派。

民国时期指 1912 年至 1949 年，是政治意义上的划分，如果从中医学术上来看，要研究这一时期比较成熟的医家思想，时间上的起止可能还不能完全严格按照上面的政治年份算，得有医学意义上的时段标识。

中医史上，各家学说源远流长，学术争鸣从未停止，但从内容到形式，从思维方式到研究方法，都是在《内》《难》《伤寒》等传统典籍构架的范围内各有发挥而已，而民国时期的医家，既异于之前纯东方思维的传统医家，又不同于之后全盘西化的大夫，其视角之独特，视野之开阔，是前辈医家不可想见的；其文哲底蕴之深厚，辨证功力之精纯，又是后世医者不可企及的。中医是一门兼收并蓄的开放学科，为医者当有海纳百川之胸怀，在这些医家身上得到充分体现。当然，中西医从源到流，从哲学基础到研究方法都大异其趣，要做到水乳交融，谈何容易，且彼时西医学还不成熟，很多理论有待完善，因此在中西汇通中，有不少值得商榷甚至可以肯定是错误的观点，但依然无损他们作为特殊时期的杰出医家，在中医史上光耀千秋！

十、"跳骨丹"轶闻

记得是2002年的一个小镇冬夜，饭后闲聊的四五个人中，有位扎根农村几十年的老领导，他没有任何医学背景，却装了不少民间奇谈趣事，那晚，他讲到这样一个传闻。很久以前，在如今的重庆市北碚区附近，曾流传着一个接骨续筋的神药——"跳骨丹"，不论骨头碎成多少块，敷上之后，就会在夜半时分听到碎裂的断骨"噔噔"自动跳在一起。如此神乎其神的灵丹妙药，必然视如拱璧，秘而不宣，因而知者甚少。传闻中煞有介事地透露，该丹方由8味药材组成，其中一味是螃蟹，似乎在表明，"跳骨丹"并非空穴来风。这是我第一次听到"跳骨丹"，对这类真假难辨的传闻，我喜欢听，但并不很当回事。后来随着年龄渐长，就宁愿相信确有其事，因为有希望，就有追寻的理由和方向。但在那时，连这个名字我都认为有杜撰之嫌，只不过世界之大，很难完全否认奇迹的存在。

几年后，我真找到"跳骨丹"的组方，却并不是想象的那样。

2006年至2007年间，我在成都又一次听说"跳骨丹"的传奇。这一次的地点是四川省达州地区，也有"噔噔"跳骨续断的神效，组方药物也很少，寥寥数味，这些与第一次听闻很接近，并且，其中一味也是螃蟹，令人心跳的是，这次传闻进一步指出，螃蟹必须得是春三月的螃蟹，其他时候的不行。据说在中华人民共和国成立前后，有国外考察队通过不可知的渠道获得该方，并进行试验，由于他们没用春三月的螃蟹，药效就大打折扣。这让我想起经霜3年甘蔗、成对原配蟋蟀的故事，甘蔗与蟋蟀入药，本不足为奇，只是副加条件确实怪诞无稽，而叙事者的主观成见和带负面情绪的笔头则引导不少读者做出以偏概全的判断和误解。然而，在中医看来，中药取材须道地，采摘须切合时令，炮制尤其讲求火候，只是春三月的螃蟹仍限于稗闻野史，对药材的重视和考究每况愈下却成现实。那个时候，我在图书馆看到一本旧书《外科十三方考》，上面赫然印有"跳骨丹"，但是从药味到功效描述与传闻相差甚远，这本书已于2009年再版，内容详尽，不赘。

再闻"跳骨丹"，更令人啧啧称奇，对我来说，它仍是一个遥不可及的传说。

第三次则是我距"跳骨丹"最近的一次。

2008年下半年，我在重庆给一位70多岁的女性患者做针刺治疗，她姓王，腰椎压缩性骨折，几次治疗后，相处甚洽，我无意中说到有这样一种妙不可言的丹药，只是世人不可得见，不知真假。她立即收住笑声，正容道："那是真的。"继而讲述了一件她亲历之事，在整个过程中，我绝口没提"跳骨丹"的名字，恐怕她到现在也不知道那救命丹药叫什么。

大约在中华人民共和国成立前后，患者的弟弟，也就十四五岁，在马厩被受惊的马匹踩踏，腿骨粉碎性骨折，患者的原话是："腿断成了好几截，像绳子一样软绵绵地搭在门槛上。"他们立即找到当时居住在重庆江北区附近的那位医生，医生也姓王。王医生只收银元，一次2个，在当时算是极高的诊费，但比起疗效来说，也就算不上什么了。丹药内服外敷，患者躺了三四个月就完好如初，健步如飞，似乎没经过什么手法复位之类的治疗，当然更没有钢钉钢板，晚上夜深人静之时，仔细听，真能听到碎骨"咯咯"作响。

匪夷所思吧？！严格地说，即使有人亲历了"跳骨丹"，也不能证明它就真的存在，其间要经过实事求是的调查研究和严谨的论证，毛泽东说："没有调查，就没有发言权。"所以，科学的态度是，不盲信，不否定，深入调查，再下结论，但动不动就利用"科学"的名义把异己异见一棒打死，却是对科学的最大背叛和侮辱，是陷入知见障而不自省。达尔文曾给"科学"下过一个定义："科学就是整理事实，从中发现规律，做出结论。"但是"只要你把某件事视为完全不可能，这件事就会从你的视野中彻底消失，哪怕它其实是事实也罢"（语出尼尔·盖曼科幻小说《美国众神》）。朱良春先生与季德胜蛇药的佳话，在中医界广为传颂，季德胜是幸运的，当然更幸运的是民众，"跳骨丹"没能遇上朱先生，它真的就彻底消失了，但是，从民众眼中消失的又何止一个"跳骨丹"？

毛泽东说："中国医药学是一个伟大的宝库，应当努力发掘，加以提高。"宝贝不会四仰八叉地躺在那里等着，只管弯腰去捡，它常常是一些暗示、启发、突破口，要有心、有慧眼才能发现，当然，它与最终成功还相差甚远，但却因此指明了方向。譬如《肘后方》"青蒿绞取汁"，提示低温提取的方法。只不过，传统医学大多时候充当的是事后诸葛亮的角色，做着放马后炮的事情。

2017年3月，我读到《自然》期刊上的一篇文章，公布了加州大学旧金山分校 Mark R. Looney 教授团队的重要研究成果，他们首次证实肺是个造血器官，动物体内有一半以上的血小板来自于肺部；更重要的是他们还首次发现肺部储存有多种造血祖细胞，这些细胞可以用于恢复受损骨髓的造血能力。

作为一名中医，我脑海里条件反射地弹出"肺朝百脉"的相关中医理论，不知道这算不算一种提示，但最大的感触是，老这样后知后觉，等别人做出成果后才来反省，或者对老祖宗的先见之明赞美一番，或者一厢情愿地自娱自乐一番，久而久之，自己也觉得无趣，更于事无补，同样的事情还会重复上演，否则，中医学对世界的贡献恐怕应该远不止青蒿素，但是拿得出手的实在不多。我们不禁要问，在广袤而神奇的土地上，无尽的时间长河里，我们是否真的错过了什么？

十一、长寿湖游记

2017 年 7 月 6 日，雨，重庆市中医药行业协会名中医分会正式成立，来自重庆市的近 400 位中医药学者、医生，齐聚长寿湖太极岛，见证盛事。

合洲东去，渝都北望，青山逶迤，江河浩荡。闻有水泊，其名长寿，造化钟灵，天工毓秀。长江之滨，膏腴之乡，从请以赴，因慕而往。

车行百里，风雨渐至，山气回而萦翠，岚烟幻而迷空，绵绵然若垂天之幕，杳杳兮忽失其踪。是处滨堤漫漫，林木冉冉，石桥之下，篷舟待发。舟子曰：烟波浩淼处，别有雅致焉。遂欣然登舟。

泛彼平湖烟景，望草色山影，细雨帘栊，云天水墨，渐消渐溶。及至深处，则凝雾吞天，顾盼茫然，泠泠风行，潇潇雨鸣，山川形遁，人事远隐。天地孤舟，乐逍遥兮遗世；青梅煮酒，举壶觞兮忘忧。缥缈兮蓬莱仙踪，尝思求而不遇；隐约兮玄歌流韵，时盘桓而未离。乃和屈子吟，东坡赋，扣舷以击节兮，思远而怀古；镜水以正容兮，扬波而濯足。

乃至天光渐开，雨收雾排，碧空青天，明日朗悬。观其湖也，则伏波千里，浩然无边，飞鸟穿云，日月经天。远山横黛，近野成茵，田园交错，阡陌纵横。竹篱瓦舍，鸡犬相闻，牧笛飘响，渔歌唱鸣。春赏百花吐蕊，秋拾落英缤纷。朝迎白云出岫，暮送斜日微曛。童子戏于松下，看花忙煞路人。

天下至善也！弱水融融，利万物而不争；湖泽泱泱，养生息以长存。故名长寿，长寿者也，人皆所求。

经云：其知道者，可以尽终天年，度百岁乃去。医之所以延寿益人，岐黄之术也。今国医盛会，群贤朝集，别有意焉。盖湖中篷岛，名曰太极。太极者，阴阳之始；阴阳者，天地之机。推刚柔，守进退，知张弛；审寒热，察攻补，参虚实。合于人事，达乎医旨。然则寿如彭祖，春秋百度，未尝不与草木同朽，故知长寿者也，谓发恻隐之心，救含灵之苦，精神不死，薪火永续！

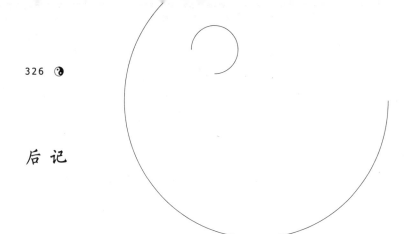

后 记

　　本书的写作，几度差点放弃，柯韵伯的话时不时在耳畔回荡："胸中有万卷书、笔底无半点尘者，始可著书；胸中无半点尘、目中无半点尘者，才许作古书注疏。"我自忖没有万卷书压舱，亦且四十而惑，于人事于医事大半时候雾里看花，纵有一得，也是千虑偶中。好在中医学体量磅礴，学无达站，20 年时光不过蹒跚学步，门前徘徊，跌倒可以爬起，不怕显丑露拙，于是在自我安慰中坚持下去了。

　　写作中我才发现，幸好从没有著书立说的打算，因为这个过程不但没有"立"，反而是不停地"破"和否定。

　　我记忆欠佳，读书生怕遗忘，就养成做笔记的习惯，最初写在本子上，后来才用上电脑，但当感悟不期而至，也只能找伸手可及的的纸片、纸条写下来，除在校学习时的课堂笔记外，现在能找到的最早的笔记标识在 2001 年，只不过记下来了，平时却很少翻阅，借这次写作之机进行梳理，才察觉以前的认识，经过 10 余年的临证检验和思考后，有不少都需要修正、纠错，乃至彻底改观，其中不乏彼时颇感自得的观点，由此深切体会到"实迷途其未远，觉今是而昨非"。但是，医学一途，仰之弥高，钻之弥坚，瞻之在前，忽焉在后，焉知今日之是，又不是明日之非？所以，"立"是相对的、阶段性的，"破"才是永恒的、不变的，不禁暗自庆幸没有再等20年才来翻这些旧账，而本书的定位和意义也因此逐渐明晰：它就是一份工作学习的阶段性总结，总结的目的在于发现问题，明确方向，重新开始。

从学至今，这一跨度便是20年之久，回首过往，风尘之中，20年前的字墨已然晕开，然而，那一笔一划怎样写下，又如何淡去，何曾相忘过：

晚月任风清，流光了无声。

孤馆灯未灭，寒窗梦已惊。

推求岐黄意，叩问南阳心。

当年明月在，霜辉满杏林。

本书从第一个字落笔到最后一个字符收尾，历时1年多，但积累却是一个数十倍的漫长历程，所以，首先感谢家人长久以来的支持。此外，衷心感谢本院李小莉主任、重庆建设医院郭建纲主任在工作中给予我的关照与帮助。云南中医药大学汪剑副教授、成都中医药大学金钊副教授在百忙之中为本书作序，谨此致谢。与马文杰、刘亚峰、王博、冯欣等师兄弟结识于读研期间，志趣相投，在长期探讨交流中获益良多，诸君一路相伴，在本书写作过程中提出不少宝贵意见，幸何如之。感谢本书编辑张纲纲老师付出的辛勤工作。本书"气化升降图"由廖月华电脑制作，表示感谢。

作者才疏学浅，书中错漏，请指正为谢！